Uma aposta na Endocrinologia Natural

Dr. Mario Vega Carbó
Endocrinologista

Primeira Edição, Julho 2019

Copyright © 2019 Mario Vega Carbó
Todos os direitos reservados.

Para meus filhos: Liuba, Fidel, Mario e Rocío;

meus pais: Lucía e Nicolás;

minha esposa: Dra. Ethel Vado Osuna

meus colegas, pacientes e seus familiares;

para Deus na natureza como a melhor fonte de saúde.

CONTEÚDO

Introdução 7
Tópico I Diabetes 9
Capítulo 1 Definição 10
Capítulo 2 Causas mais frequentes 12
Capítulo 3 Sintomas comuns 15
Capítulo 4 Doenças relacionadas com o descontrole 17
Capítulo 5 Conseqüências, prevenção e recomendações naturais 19
Capítulo 6 Tratamentos 25
Capítulo 7 Atividade física e Controle metabólico 31
Capítulo 8 Medidas dietéticas 36
Capítulo 9 Vitaminas e minerais 45
Capítulo 10 Plantas medicinais 47
Capítulo 11 Produtos para diabéticos 50
Capítulo 12 Terapias alternativas no manejo da diabetes 53
Tópico II Obesidade 57
Capítulo 1 Conceito 58
Capítulo 2 Causas mais frequentes 60
Capítulo 3 Sintomas mais comuns 63
Capítulo 4 Afecciones asociadas 65
Capítulo 5 Conseqüências 67
Capítulo 6 Tratamentos 69
Capítulo 7 Atividade física 74
Capítulo 8 Medidas dietéticas 79
Capítulo 9 Vitaminas e minerais 86
Capítulo 10 Plantas medicinais 91
Capítulo 11 Suplementos naturais 93
Capítulo 12 Terapias alternativas 96
Tópico III Doenças da Glândula Tireóides 101

Capítulo 1 Conceito 102
Capítulo 2 Causas mais frequêntes 104
Capítulo 3 Sintomas comuns 106
Capítulo 4 Doenças associadas 108
Capítulo 5 Conseqüências 110
Capítulo 6 Tratamentos 112
Capítulo 7 Atividade física 115
Capítulo 8 Medidas dietéticas 117
Capítulo 9 Vitaminas e minerais 126
Capítulo 10 Plantas medicinais 128
Capítulo 11 Suplementos naturais 130
Capítulo 12 Terapias alternativas 131
Tópico IV Sindrome de Ovário Policístico 133
Capítulo 1 Conceito 134
Capítulo 2 Causas mais frequêntes 136
Capítulo 3 Sintomas comuns 138
Capítulo 4 Doenças associadas 140
Capítulo 5 Conseqüências ao longo prazo 141
Capítulo 6 Tratamentos 143
Capítulo 7 Atividade física 146
Capítulo 8 Medidas dietéticas 148
Capítulo 9 Vitaminas e minerais 156
Capítulo 10 Plantas medicinais 159
Capítulo 11 Suplementos naturais 161
Capítulo 12 Terapias alternativas 163
Tópico V Menopausa e Andropausa 165
Capítulo 1 Conceito 166
Capítulo 2 Causas mais freqüente 169
Capítulo 3 Sintomas mais comuns 171
Capítulo 4 Doenças associadas 172

Capítulo 5 Conseqüências 173
Capítulo 6 Tratamentos 175
Capítulo 7 Atividade física 179
Capítulo 8 Medidas dietéticas 182
Capítulo 9 Vitaminas e minerais 187
Capítulo 10 Plantas medicináis 190
Capítulo 11 Suplementos naturais 193
Capítulo 12 Terapias alternativas 194
Referências por tópicos e capítulos 197
O Autor 220

Introdução

O propósito desse livro é criar consciência do que na natureza estão todos os nutrientes que nós precisamos para ter uma alimentação saudável, e prever doenças, aliviar os sintomas e reverter o efeito dessas que hoje nos reúnem: as doenças endócrinas.

Esse não é uma tentativa de mudar o tratamento farmacológico tradicional da medicina, mas se quer apresentar para vocês outras opções do tratamento e que vocês possam escolher.

Faremos uma revisão das causas e conseqüências das cinco doenças endócrinas mais prevalentes na sociedade, e vamos prepararmos para lutar contra elas, usando não só a terapia tradicional, mas também as medidas naturais como as mudanças no estilo de vida, dieta e exercício, assim também os recursos que achamos nas plantas para ajudar no tratamento dessas doenças.

Começamos nesse livro falando sobre a Diabetes, é uma condição clinica que tem se virado para uma epidemia nos últimos anos. Falaremos sobre os critérios para o diagnóstico, os tipos, os sintomas de alarme, e também sobre o tratamento, os efeitos das medicações e a importância de um estilo de vida saudável, e conheceremos as plantas beneficiais para os pacientes diabéticos.

Depois, continuarmos com um tópico muito relacionado com a diabetes, a Obesidade. Hoje, a obesidade é uma doença grave, um inimigo sigiloso que causa muitas doenças e complicações. Vamos falar sobre sua definição, os tipos segundo a distribuição da gordura as complicações para a saúde, e também sobre o tratamento farmacológico e não farmacológico, e as plantas medicinais que podem ser usadas.

No terceiro capítulo falaremos sobre a glândula tireóide e as doenças que acontecem por alterações na sua função. A tireóide produz hormônios que são importantes para iniciar os processos metabólicos de todas as nossas células; quando essa função ocorre em excesso (hipertireodismo), ou é deficiente (hipotireoidismo), os sintomas afetam os órgãos do nosso corpo. Conheceremos as causas, as complicações, a opção do tratamento tradicional é as terapias alternativas com plantas medicinais.

No capítulo quarto, falaremos sobre uma doença muito comum nas mulheres em idade fértil com problemas para engravidar, é a Síndrome do Ovário Policístico (SOP), esse tem uma prevalência de 12% nas mulheres. Vamos discutir sobre essa doença, os sintomas, as causas, o tratamento convencional e as receitas naturais para seu manejo.

O último capítulo fala sobre um difícil momento na vida das pessoas, por causa dos fenômenos físicos e psicológicos que acontecem, esse é a Menopausa nas mulheres, e a Andropausa nos homens. Conheceremos por que acontecem, quais são as mudanças fisiológicas nessa idade, os sintomas, as complicações, e as terapias do tratamento.

Enquanto você viaja nas paginas desse livro, criará consciência de tudo o que está em suas mãos para melhorar sua vida, desde que acorda pela manhã até que vai deitar de novo na noite. Desde esse momento, a sua vida pode mudar para melhor, só tem que deixar que a magia aconteça, o mago é você.

O autor
Dr. Mario Vega

Tópico I

Diabetes

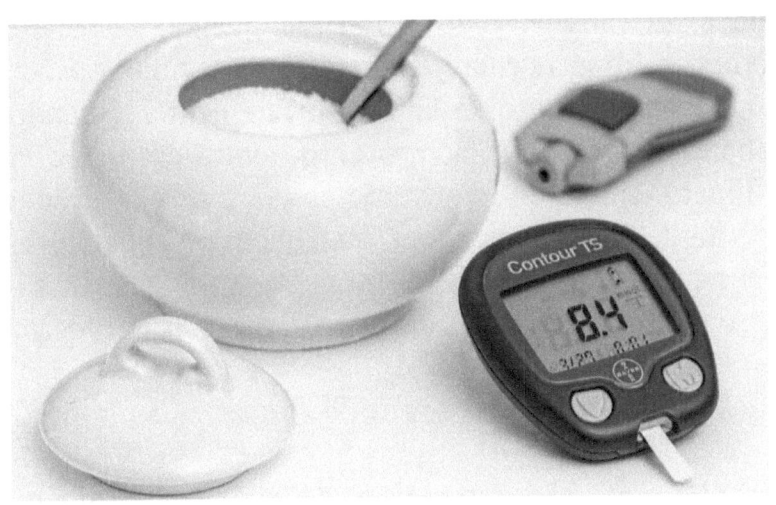

Capítulo 1

Definição

Definição científica:

A diabetes é uma doença de tipo crônica que acontece quando o pâncreas para sua produção de insulina em quantidade suficiente para controlar a presença de açúcar no sangue. Outra causa é quando o pâncreas produz insulina normalmente, mas os tecidos do corpo não conseguem utilizá-la de corretamente. Quando a diabetes não é controlada, o corpo entra em um estado de hiperglicemia que é o aumento em excesso de açúcar no sangue. Na medida em que o tempo avança, essa doença causa grave danos nos órgãos e sistemas do nosso corpo, como os vasos sanguíneos e os nervos.

Tipos de Diabetes segundo sua fisiopatologia

Diabetes tipo 1: Esse tipo de diabetes também é chamada de insulinodependente ou diabetes juvenil. O que acontece é que o pâncreas não produz insulina, logo então o açúcar que entra no corpo desde as comidas, fica no sangue e não consegue entras nas células, que precisam dela para trabalhar. Os altos níveis de açúcar no sangue causam problemas para a saúde. Esse tipo de diabetes até hoje não tem prevenção.

Diabetes tipo 2: É conhecida por diabetes não insulinodependente, ou diabetes do adulto. O tipo 2 acontece quando o pâncreas produz insulina necessária, porém o corpo não consegue usá-la para sua função. Por conta disso, existem altos níveis de açúcar no sangue e a saúde é afetada. No começo essa doença não é aparente, algumas pessoas podem tê-la durante muitos anos, até a aparição dos sintomas que podem ser problemas no coração, na visão, então é quando é diagnosticada. Quando o fígado e as células de gordura não usam a insulina, o pâncreas produz mais desse hormônio, esgotando seus esforços, logo então a doença fica pior.

Diabetes gestacional (na gravidez): é uma doença que acontece quando existe um aumento de açúcar no sangue durante a gravidez. Nesse estágio, é certo que os níveis de açúcar podem ser um pouco mais altos do que o normal, mas normalmente, não são maiores do que os limites para falar de diabetes. As conseqüências dessa doença são complicações na gravidez, no parto e maior risco para o bebê de ter de diabetes tipo 2 no futuro.

Outros tipos de diabetes: Essa categoria inclui os tipos de diabetes que são causados por uma fisiopatologia diferente, geralmente a doença é conseqüência de outra doença primaria. As causas podem ser alguns medicamentos (esteróides) ou doenças como a fibrose cística.

Capítulo 2

Causas mais freqüente

Diabetes tipo 1

Até hoje, as causas da DM 1 são desconhecidas, mas sua fisiopatologia é auto-imune. Os pesquisadores fazem estudos sobre linhas de genética, pois acreditam que a pessoa nasceu com uma susceptibilidade de ter DM 1 no seu DNA, isso faz que a célula do próprio sistema imunológico destrua as células do pâncreas que produz insulina. É necessário que a pessoa tenha um vírus que cause a reação de auto-imunidade. Por tanto, as principais causas são as seguintes:

- **Herança**
- **Fatores ambientais**

Diabetes tipo 2

Esse tipo de diabetes está muito relacionado com o estilo de vida. Os maus hábitos como sedentarismo ou má alimentação estão de primeiros da lista de fatores do risco. Existe uma conexão direta ente a obesidade e a resistência à insulina que causa a DM 2. A gordura abdominal tem relação com a resistência à insulina, assim que pode ser tanto uma causa quanto a um determinante de doença. Outro fator de risco é a genética. Entre os grupos mais vulneráveis de ter diabetes estão: latinos, afro americanos, pessoas da América do Norte, asiáticos, e pessoas dos islãs do Pacífico. Em resumo, as causas da DM 2 são:

- **Hábitos de vida**
- **Herança**
- **Localização geográfica**

Diabetes gestacional

Nesse tipo de diabetes os fatores podem considerar se em um triângulo que causa a doença. Estão à genética, os maus hábitos de alimentação e sedentarismo. Porém, as mudanças nos hormônios que acontecem na gravidez são responsáveis também pela diabetes. A hipótese mais aceitada é que os hormônios da placenta diminuem a ação da insulina. Também a ganância de peso durante a gravidez é outra causa importante de diabetes. As principais causas podem ser resumidas da seguinte maneira:

- **Herança**
- **Hábitos de vida**
- **Hormônios**

Outros tipos de Diabetes

Medicamentos

Outra causa da diabetes são alguns fármacos que podem causar hiperglicemia ou descontrolar a diabetes que já existe. Alguns fármacos que podem ter esse efeito são analgésicos, opiáceos, esteróides, psicofármacos, tratamentos do câncer, imunossupressores, broncodilatadores e hormônios.

Capítulo 3

Sintomas comuns

Nosso corpo atua algumas vezes por instinto. Usando os sintomas o corpo fala para nós o que esta acontecendo nele. Por isso, quando existe algum dos seguintes sintomas, podemos estar desenvolvendo diabetes:

Poliúria: é quando o volume de urina aumenta em grande quantidade. Esse sintoma não deve se confundir com urinar muitas vezes ao dia, mas em pouca quantidade.

Polidipsia: é o aumento sem razão aparente da sede, com urgência por beber água. A pessoa bebe grandes quantidades de água durante o dia.

Polifagia: trata se de fome voraz, descontrolada, que leva a comer muita comida.

Perda de peso: a perda de peso acontece sem nenhum fator ou causa evidente como outras patologias por exemplo. É um dos sintomas de diabetes mais evidente que não pode ser explicado pela dieta, exercício ou nenhuma mudança no estilo de vida.

Outros sintomas de alarme

Coceira: na pele sofre coceira sem ter nenhuma causa evidente para isso.

Fadiga: sem ter uma razão aparente, a pessoa se sente muito cansada e com fadiga até pode fazer difícil a respiração.

Visão embaçada: temos que reconhecer se é visão embaçada por causa de fadiga ocular a por muito trabalho visual e que acontece só acaso. Mas, para ser um sintoma de diabetes tem que ser constante.

Feridas que não curam: quando nossas feridas demoram muito para curar podem se infectar, e quando isso ocorre com freqüência pode ser um sinal de diabetes.

Dormência e formigamento dos membros: quando nós sentimos perda de mobilidade ou sensação tipo agulhas nas mãos e nos pés, pode ser outro sintoma da doença.

Capítulo 4

Doenças relacionadas com o descontrole

Quando devido à ignorância ou por negligencia, por desconhecimento de padecê-la, não cuidamos de nós se temos diabetes, o organismo entra em um estágio de sintomas e infecções, as quais podem ser as seguintes:

Candidase vaginal: é uma infecção vaginal produzida por fungos onde acontece uma coceira intensa na área vaginal e vulvar. Outros sintomas erupção cutânea, vermelhidão, dor na área, secreções vaginais aquosas ou espessas.

Balanite: é a inflamação da glande ou do prepúcio nos homens e o clitóris nas mulheres. Existe irritação da área, usualmente com dor para urinar, secreções da uretra e feridas roxas na área.

Infecções de urina: são causadas por uma bactéria que ingressa na uretra e chega até a bexiga. A infecção poder afetar desde a uretra, os ureteres, os rins, ou a bexiga. As bactérias responsáveis com freqüência ingressam no corpo, mas o organismo consegue evitar a infecção. Porém, quando a pessoa tem diabetes, o sistema imunológico está fraco e não faz seu trabalho de proteger ao corpo das infecções.

Infecções na pele: devemos estar atentos nas doenças cutâneas freqüentes já que essas podem ser o primeiro sinal de diabetes. Se nós sofremos com freqüência de furúnculos, carbúnculos (infecções na derme) ou foliculite (infecção nos folículos pilosos), essa pode ser uma sinal do corpo falando sobre diabetes.

Problemas bucais: o alto nível de glicose no sangue não controlado é um fator de risco para sofrer problemas de saúde bucal como periodontite, que pode levar a perda dos dentes, mas também a perda da saúde bucal em geral. É importante identificar esses problemas de saúde como um alarme sobre a diabetes, e fazer controles com o dentista com freqüência, pelo menos cada seis meses para tratar qualquer doença.

Capítulo 5

Conseqüências, prevenção e recomendações naturais para o controle

A diabetes traz conseqüências indesejáveis para a saúde. Felizmente, podemos sempre preveni-los se eles ainda não apareceram, ou controlá-los se eles foram instalados. Tais efeitos negativos se manifestam através das seguintes doenças:

Neuropatia periférica

Devido a lesões nos nervos periféricos, ou seja, aqueles que estão fora do cérebro e da medula espinhal e que transmitem os estímulos ao cérebro, a pessoa sofre dormência nas mãos ou pés. Por outro lado, um sentimento generalizado de fraqueza é geralmente experimentado.

Medidas preventivas

- **Controle das condições médicas que o causam:** diabetes, artrite, alcoolismo, doença de Lyme, HIV e distúrbios hepáticos, renais ou da tireóide.
- **Evite a exposição a toxinas**
- **Evite movimentos repetitivos**

- Fazer exercício
- Ingerir vitamina B
- Comer frutas e legumes

Recomendações naturais para o controle

- Coma nozes
- Consuma óleo de peixe
- Exponha-se moderadamente ao sol todos os dias para produzir vitamina D
- Consuma suco de grama de trigo
- Coma pimentas e pimentões

Disfunção sexual

A disfunção sexual é a condição pela qual o homem sofre de disfunção erétil e a mulher perde o desejo sexual. Para falar de uma patologia, é necessário que esta condição seja persistente e que não esteja vinculada a fatores emocionais de natureza passageira.

Medidas preventivas

- Deixar de fumar
- Baixar de peso
- Durma pelo menos sete horas por dia
- Reduzir o estresse
- Aumentar o bem-estar

- **Coma uma dieta saudável**
- **Realizar atividade física**

Recomendações naturais para o controle

- **Acupuntura**
- **Exercícios Kegel**
- **Consumir ginseng vermelho**
- **Consumir arginina**
- **Consumir Gingo biloba**

Doença Renal Crônica

A doença renal crônica acontece quando o dano renal foi gerado e tem avançado. Nesse caso, a doença coexiste por anos e não se sabe que ela está presente porque geralmente não manifesta sintomas. Podemos saber se existe através de testes de rotina, como taxa de filtração glomerular, creatinina e uréia no sangue, teste de urina e controle da pressão arterial.

Medidas preventivas

- **Controle o nível de açúcar no sangue quando você tem diabetes**
- **Faça pelo menos trinta minutos de exercício por dia todos os dias**
- **Não fumar**
- **Reduzir o consumo de álcool**

- Controle o peso
- Manter a pressão arterial em parâmetros saudáveis
- Diminuir o consumo de gorduras
- Diminuir o consumo de sal

Recomendações naturais para o controle

- Coma alimentos com potássio, sódio e fósforo
- Tome sopa de isca
- Tome infusões de bearberry, dente de leão, malva e rabo de cavalo

Doença cardíaca isquêmica

Ocorre quando as paredes das artérias coronárias estão danificadas, resultando em uma condição conhecida como arteriosclerose, e isso faz com que o coração não receba sangue suficiente. Geralmente não tem sintomas.

Medidas preventivas

- Eliminar o estilo de vida sedentário
- Não fumar
- Coma uma dieta saudável
- Reduzir o estresse

Recomendações naturais para o controle

- **Coma nozes**
- **Coma cebola**
- **Beber infusão de espinheiro**
- **Coma abacate e bananas**
- **Coma mel**
- **Beber infusão de alho e vinagre branco adoçado com mel**
- **Beber infusão de visco.**

Pé diabético

O pé diabético aparece quando, devido à perda de sensibilidade nos pés causada pelo diabetes, as feridas no pé não são percebidas pela pessoa, então elas continuam progredindo até gerar uma úlcera que pode levar à amputação do pé. . Um pequeno corte ou uma bolha insignificante pode levar a sérios problemas devido a não sentir a dor que estes devem causar.

Medidas preventivas

- **Verifique seus pés diariamente**
- **Lave seus pés diariamente**
- **Hidratar os pés diariamente**
- **Arquive calos e durezas com muito cuidado**
- **Seja calçado o tempo todo**

- Proteja os pés de temperaturas extremas
- Use meias sempre que o calçado permitir

Recomendações naturais para o controle

- Aplique aloe vera com óleo essencial de chá tree
- Obter banhos de sal do mar
- Beber infusão de gingo biloba
- Beber infusão de calêndula
- Aplique o óleo de coco misturado com vitamina E

Capítulo 6

Tratamentos

O tratamento para diabetes é baseado em uma combinação de medidas "não-farmacológicas" e "farmacológicas" que serão progressivas e adotadas em cada paciente, considerando cada caso individualmente.

O primeiro passo no tratamento será sempre medidas não farmacológicas, baseadas principalmente em mudanças no estilo de vida. Para alcançar a redução do peso corporal, especialmente em pacientes com diabetes tipo 2 e obesidade, é necessário ter uma dieta com restrição calórica que é planejada de acordo com as necessidades individuais de cada pessoa, o objetivo é alcançar uma redução de 5% peso corporal anualmente e que esta mudança seja mantida.

Da mesma forma, a dieta deve ser combinada com uma rotina de exercícios aeróbicos de intensidade moderada a alta que adicionam cerca de 30 minutos por semana em média. Rotinas devem ser adaptadas para cada pessoa, desde caminhadas, corridas ou outros exercícios, levando em conta as comorbidades da pessoa.

Quando as alterações metabólicas do diabetes não são totalmente compensadas com essas medidas não farmacológicas, elas são combinadas com medicação.

Fármacos

Os medicamentos são indicados principalmente no caso de diabetes tipo 2. No diabetes tipo 2 a principal alteração é a resistência dos tecidos à ação da insulina, embora o pâncreas continue a produzir insulina, mas em níveis mais baixos que o normal, por esse motivo Os medicamentos destinam-se a:

(1) Aumentar a produção de insulina pelo pâncreas ou,
(2) Melhorar a sensibilidade dos tecidos à ação da insulina.

Existe uma vasta gama de medicamentos que podem ser classificados de acordo com a forma como agem no corpo da seguinte forma.

- **Biguanida:** o principal representante deste grupo de medicamentos é a metformina. Funciona melhorando a sensibilidade dos tecidos à ação da insulina e é a medicação de escolha para pacientes com diabetes tipo 2. É administrada duas a três vezes por dial principal representante desse grupo de fármacos é a Metformina.

- **Inibidores da dipeptidilpeptidase IV:** nesse grupo encontramos a sitagliptina, a vildagliptina e a saxagliptina. Eles atuam bloqueando a ação de uma enzima chamada Dipeptidildipeptidase IV. Esta enzima é uma proteína que é responsável pela eliminação de substâncias produzidas pelo intestino, chamadas incretinas, que têm a função de estimular a produção de insulina quando o alimento é ingerido. Eles são administrados por via oral, nesse grupo encontramos a Sitagliptina, Vildagliptina e Saxagliptina.

- **Incretinomimetics:** os representantes deste grupo são Exenatide e Liraglutide. São medicamentos que são administrados por via parenteral, isto é, geralmente por meio de injeções. Sua função é simular os efeitos de substâncias chamadas incretinas produzidas pelo trato digestivo para estimular a produção de insulina

- **Tiazolidinedionas:** como a pioglitazona. É um medicamento administrado por via oral e tem como função melhorar a ação dos tecidos insulínicos, atuando principalmente no tecido adiposo. Além disso, eles diminuem a produção de glicose pelo fígado. Entre seus efeitos adversos está relacionado ao ganho de peso e problemas cardíacos.

- **Meglitinides:** esses medicamentos são estimulantes da secreção de insulina pelo pâncreas e são administrados por via oral várias vezes ao dia. Entre os efeitos adversos podem ocorrer hipoglicemia, ou seja, menor excesso de açúcar no sangue. Exemplos são Repaglinide e Nateglinide.

- **Sulfonilureas:** são um dos mais comumente usados para o tratamento do diabetes tipo 2, isoladamente ou em combinação com a metformina. Eles são estimulantes da secreção de insulina, e sua administração é geralmente tomada oralmente uma vez ao dia. O principal efeito adverso é a hipoglicemia. Nesse grupo existem medicamentos como: glibenclamida, glicazida, glimepirida.

Terapia Hormonal: Insulina

A administração de insulina está indicada em diabéticos tipo I, gestantes com diabetes tipo 1 e 2 ou com diabetes gestacional, e também em pacientes com diabetes tipo 2 em estágios avançados. Nos casos de diabetes tipo 1 e diabetes tipo 2 de longo prazo, o pâncreas não produz mais insulina, portanto deve ser fornecido.

A insulina é administrada por via parenteral, isto é, através de injeções, geralmente subcutânea ou intravenosa. As apresentações disponíveis são análogas à insulina humana sintética e a outros tipos, como a insulina NPH, e são classificadas de acordo com seu tempo de ação. As injeções devem obedecer a um esquema rigoroso em termos de horários de alimentação e em relação às refeições e devem ser controladas com a glicemia capilar em jejum. Atualmente, existem bombas de insulina programadas que os pacientes usam para administração de insulina quase automaticamente.

Riscos e benefícios

Os efeitos colaterais da medicação são variados e dependem do tipo de droga. Em geral, os mais comuns são hipoglicemia, náusea, diarréia, vômitos, ganho de peso e diminuição de sódio no sangue. Quanto aos benefícios, esses medicamentos têm a função de aumentar a produção de insulina, ajudando o organismo a usá-lo corretamente e fazendo com que o fígado produza menos glicose.

Cirurgias

- **Cirurgia de pé diabética**
- **Transplante de pâncreas**
- **Cirurgia para tratamento da obesidade**

Indicações, riscos e benefícios

A cirurgia do pé diabético é recomendada quando se enfrenta um pé em risco, o que implica que uma amputação pode ser necessária se a ferida persistir. Os riscos de ambas as cirurgias estão relacionados à dificuldade de cura apresentada pelo paciente diabético, enquanto os benefícios são aqueles de restabelecer a saúde do pé e dar ao organismo um pâncreas funcional que libera o paciente de sua condição diabética. .

No caso do transplante de pâncreas, encontramos outros riscos a serem considerados. A primeira delas é a gravidade da intervenção. Segundo os números, 20% das pessoas transplantadas morrem no primeiro ano após a operação. Por outro lado, os efeitos colaterais dos medicamentos imunossupressores que devem ser tomados para evitar que o corpo rejeite o novo órgão são mais perigosos do que o próprio diabetes.

Cirurgia para o tratamento da obesidade é considerada como muitos pacientes com diabetes tipo 2 são obesos. A cirurgia é indicada nos casos em que o IMC é maior que 40 kg / m2 e também quando o valor está entre 30-39 kg / m2 e não tem sido capaz de perder peso por meios convencionais (dieta e exercício), e o paciente tem outras doenças graves associadas, como hipertensão.

Capítulo 7

Atividade física e Controle metabólico

Influência da atividade física no controle metabólico

Realizar um controle metabólico estrito e regular é o que nos afastará das complicações derivadas do diabetes.

O exercício tem um impacto altamente positivo em pessoas com diabetes tipo 1 e tipo 2. Além de obter todos os benefícios que o exercício físico traz, as pessoas diabéticas irão adquirir as seguintes vantagens:

- Melhoria nos níveis de glicose no sangue
- Aumento da sensibilidade à insulina

No nível metabólico, o que acontece quando você se exercita e está diretamente relacionado ao diabetes é a mobilização de depósitos de glicogênio no fígado e nos músculos. Além disso, os músculos começam a absorver glicose, então eles tiram do sangue. Por fim, o exercício físico, especialmente aeróbico, desencadeia a queima de lipídios, ação que melhora a ação da insulina nos tecidos, levando à diminuição da glicose no sangue.

Realizar um controle metabólico estrito e regular é o que nos afastará das complicações derivadas do diabetes.

Complicações e doenças associadas

As complicações mais comuns no diabetes são microvasculares:

Retinopatia: ocorre porque níveis elevados de açúcar no sangue danificam os vasos sangüíneos da retina. Depois disso, os vasos incham e perdem fluido ou novos vasos anormais são produzidos. Com o tempo, todas essas mudanças podem levar à perda de visão.

Nefropatia: é a doença renal crônica, que resulta em má filtragem do sangue pelos rins, o que resulta em um perigoso acúmulo de resíduos e eletrólitos no corpo.

Neuropatia: os nervos periféricos estão enfraquecidos, o que leva a dormência e perda de mobilidade das partes do corpo.

Bem como os cardiovasculares, que estão associados ao controle metabólico e evolução da doença.

Rotinas combinadas de resistência, cardio, flexibilidade e elasticidade

Existem alguns exercícios especialmente recomendados para pessoas com diabetes. Embora, ao praticar atividade física, seus quatro pilares devam ser considerados, é necessário enfatizar que o mais benéfico para o controle metabólico ocorrer em pessoas com essa doença é aeróbico.

Para que os benefícios derivados do exercício físico ocorram, isso deve consistir em sessões que durem pelo menos trinta minutos de exercício ininterrupto e que sejam realizadas pelo menos três vezes por semana.

As rotinas podem ser escolhidas de acordo com o tempo e energia disponíveis. Para que a atividade aeróbica tenha o efeito desejado, ela deve durar entre vinte e cinco e quarenta e cinco minutos.

Exercício Cardio o aeróbico

- Ciclismo
- Patinagem
- Caminhada rápida ou corrida
- Natação
- Dança

Resistência

Quando falamos de resistência, nos referimos ao uso de pesos para gerar o aumento da massa muscular. Devemos lembrar que quanto mais volume no músculo, mais glicose será absorvida. As repetições dos exercícios de resistência variam entre dez e trinta por série, e pelo menos três séries devem ser realizadas. Os músculos para trabalhar são:

- Abs
- Dorsais (músculos das costas)
- Músculos dos braços Músculos
- Músculos da perna

Flexibilidade

São rotinas projetadas para atingir a máxima amplitude de movimento nas articulações. Eles se beneficiam da postura e da mobilidade cotidiana. Os mais recomendados são:

- Yoga
- Pilates
- Balé

Elasticidade

As pessoas com diabetes sofrem de degeneração prematura das células, por isso é comum que elas tenham desgaste nas articulações, lesões musculares e lesões nos tendões. Para evitar isso, nenhum treino deve terminar se uma rotina visa a elasticidade muscular. Aqui os braços, pernas e coluna serão trabalhados. Para que o músculo receba os nutrientes necessários e liberte o ácido láctico acumulado na sessão de resistência e podemos evitar sentir dor, cada exercício de alongamento deve durar pelo menos vinte segundos e ser repetido duas vezes.

Capítulo 8

Medidas dietéticas

Contagem de carboidratos

A contagem de carboidratos é uma técnica focada no controle do nível de glicose no sangue através do planejamento do cardápio, uma vez que esse nutriente eleva os níveis de glicose. No entanto, se queremos que seja eficaz, não é tão simples como adicionar os carboidratos presentes nos alimentos, já que dois fatores que reduzem o efeito desse nutriente devem ser levados em conta: o exercício físico e a medicação que estamos tomando.

Em média, pode-se partir da base de que 52 carboidratos são necessários por refeição.

Por exemplo, um café da manhã com essa quantidade de carboidratos pode ser formado por:

- 1 fruta fresca
- 1/2 xícara de aveia
- ½ xícara de iogurte sem açúcar
- 1 biscoito doce

Dieta segundo o índice glicêmico e carga glicêmica

O **índice glicêmico** nos diz sobre a velocidade com que um alimento é capaz de elevar a glicose no sangue. É necessário dividir os alimentos entre aqueles com baixo, médio e alto índice glicêmico. O valor fictício de 100 é atribuído à glicose, portanto, os alimentos com menos de 55 anos são de baixo índice; entre 55 e 70 são intermediários e aqueles acima de 70 são altos índices.

A **carga glicêmica** é um padrão que avalia a velocidade com que a glicose atinge o sangue. Para isso, os carboidratos contidos nos alimentos são avaliados. Por exemplo, se a comida tem um alto índice glicêmico, mas contém poucos carboidratos, sua carga glicêmica é baixa. Você não pode falar sobre o índice glicêmico sem levar em conta a carga glicêmica e vice-versa. Alimentos acima de 20 são considerados de alta carga glicêmica, pois fazem com que a glicose atinja o sangue mais rapidamente. Aqueles com menos de 10 anos são de baixa carga glicêmica

Alimentos de alto índice glicêmico: arroz branco, melancia, cereais processados, farinha de aveia instantânea, batatas

Alimentos de índice glicêmico médio: arroz integral, pão pita, pão de centeio, passas

Alimentos com baixo índice glicêmico: cevada, quinoa, nozes, legumes, leite, iogurte

Alimentos de alta carga glicêmica: massas, cereais açucarados e passas

Alimentos de carga glicêmica média: pão, batatas cozidas, mel

Alimentos de baixa carga glicêmica: abacaxi, cereais com fibra, lentilhas, kiwis.

Leitura de rótulos

Antes de comprar qualquer alimento, é conveniente fazer uma leitura completa de seu rótulo. Os fatores a serem considerados são os seguintes:

- **Tamanho da porção**: os valores que serão lidos abaixo são por serviço, não para o pacote inteiro. É muito importante não ficar confuso e acreditar que vamos comer apenas 52 calorias se consumirmos todo o pacote, já que podemos estar falando sobre essa quantidade de calorias para três biscoitos, por exemplo.

- **Calorias**: é muito importante consumir menos calorias do que o corpo atualmente está queimando através da atividade física para perder peso.

- **Carboidratos**: incluem açúcares, fibras e carboidratos complexos. Cada carboidrato aumenta o açúcar no sangue, por isso é necessário levar em conta o total de gramas, não apenas as de açúcar.

- **Fibra**: é aconselhável comer uma média de 25 gramas por dia nas mulheres e 38 gramas no caso dos homens.

- **Alcoóis de açúcar**: eles têm menos calorias que carboidratos e amido. Eles são trapaceiros porque podem estar presentes em um alimento cujo rótulo diz "sem açúcar", que não o isenta de carboidratos ou calorias.

- **Gorduras totais**: inclui a contagem de gorduras boas e más para o corpo. Gorduras mono e poli insaturadas reduzem o colesterol ruim e protegem o sistema cardiovascular.

- **Gorduras saturadas**: aumentam o colesterol ruim e o risco de doença coronariana.

- **Gorduras trans**: aumentam o colesterol mau e o risco de doença coronariana.

- **Colesterol**: quanto menos você tem, mais saudável é a comida. O ideal é dizer 0%.

- **Sódio:** não afeta a glicose no sangue, mas ninguém deve ingerir mais do que 2.300 mg por dia.

- **Lista de ingredientes:** eles estão listados de forma decrescente. Assim, o primeiro mencionado será aquele que está presente em maior medida.

- **Valores percentuais diários (% DV):** à direita do rótulo, encontraremos esses valores. Ele nos diz a quantidade de cada nutriente que cada porção do alimento em questão contribui por dia com base em uma dieta de 2.000 calorias.

- **Carboidratos líquidos:** este é um valor que os atuais fabricantes de alimentos começaram a incluir. Esta é a quantidade de carboidratos depois de subtrair alcoóis de açúcar e gramas de fibra. Não é um valor aceito pelas organizações de alimentos e diabetes, porque não é preciso.

Alimentos recomendados

A pessoa com diabetes se beneficia de alimentos com cálcio, fibras, potássio, vitaminas A, C e E, e magnésio, os alimentos mais recomendados são:

- Citrus
- Batata doce
- Vegetais de folha verdes
- Bagas
- Menestras (é preferível que sejam naturais, mas se forem enlatados, basta drená-los e lavá-los bem)
- Peixe com ômega 3
- Grãos integrais (germe e farelo)
- Tomate
- Porcas
- Leite desnatado
- Iogurte desnatado

Preparações e quantidades mais recomendadas

Os melhores pratos para diabéticos são: grelhados, cozidos, cozidos no vapor e assados. É melhor que nenhum cozimento seja muito longo, pois isso favorece uma maior absorção de carboidratos. A melhor maneira de fazer um prato de comida para diabéticos é:

- 1/2 prato de vegetais sem amido (espinafre, acelga, cenoura)

- 1/4 prato de proteína (legumes, carne magra, atum)
- 1/4 prato de grãos integrais ou alimentos ricos em amido (arroz)
- Sobremesa: uma unidade de fruta ou uma porção de leite

É aconselhável comer a mesma quantidade de carboidratos todos os dias.

Exemplos de cardápios

Café-da-manhã

- 1 copo de leite
- Meia xícara de aveia
- 1 fruta

Almoço

- 1 xícara de legumes
- 1 porção de salada
- 1 unidade de fruta ou laticínios

Lanche

- 2 fatias de pão
- 1 copo de suco natural

Janta

- 1 batata fervida
- 200 g de espinafre
- 5 colheres de arroz

Receitas culinárias atraentes e saudáveis

Salada quente ou fria no vapor:

- 2 cenouras
- 1 casca de abobrinha
- Casca de 1 berinjela
- 1/2 cebola

A cebola é cortada em juliana ou brunoise, refogada em uma colher de sopa de óleo altoléico. Cenouras cortadas em fatias finas são adicionadas. Cubra e deixe suar. Os outros ingredientes são adicionados, temperados a gosto, cobertos e autorizados a completar o cozimento. Pode ser comido frio a quente.

Tomates recheios ao forno

- 4 tomates
- 4 batatas
- 1 lata de atum
- 1 cebola

Refogue a cebola em uma colher de sopa de óleo altoléico. Ferva as batatas e purê. Descasque e cubra os tomates. Misture o purê de batatas com o atum e a cebola. Encha os tomates e cozinhe por 20 minutos no forno a 180 °C

Capítulo 9

Vitaminas e minerais

Todas as vitaminas e minerais são boas para as pessoas com diabetes, mas vamos nos concentrar em enumerar aqueles que, além de nutrir, reduzir o nível de glicose no sangue, seja porque eles quebram a gordura, porque reduzem a presença de glicose no sangue, porque fornecem energia ou porque estimulam a produção de insulina.

- **Vitamina B**
- **Vitamina C**
- **Vitamina D**
- **Vitamina E**
- **Magnésio**
- **Zinco**

Alimentos ricos em vitaminas e minerais

- Frutos secos
- Cereais
- Queijo
- Ostras
- Citrus
- Derivados de trigo
- Sementes cruas
- Fermento de cerveja

- Cogumelos
- Leite
- Legumes
- Lagosta
- Peixe
- Vegetais verdes
- Chá
- Leite de cacau
- Mandioquinha
- Brócolis
- Espargos
- Tomates
- Abobrinhas
- Grãos integrais
- Mariscos
- Arroz integral
- Sementes de girassol
- Ovos

Capítulo 10

Plantas medicinais

As plantas podem ser medicamentos para prevenir doenças auto-imunes, baixar e controlar a glicose e aumentar a sensibilidade à insulina. A medicina tradicional chinesa e a ayurveda indiana têm usado o poder curativo das plantas para combater doenças sem prejuízo dos efeitos colaterais, bem como com a vantagem de obter múltiplos benefícios para o organismo. Por exemplo, a canela ajuda a baixar a glicose no sangue e também é extremamente eficaz no aumento das defesas do corpo.

Plantas boas para pessoas diabéticas

- **Chá verde:** graças à sua substância chamada epigalocatequina galato, esta erva estimula a produção de insulina. Porque a presença dos componentes benéficos não é muito alta, para ter efeito, é necessário tomar entre um e dois litros por dia de chá verde.
- **Ginseng:** deve ser consumido como um extrato. Seu efeito é aumentar a sensibilidade à insulina, que o corpo aproveita de maneira mais eficiente.

- **Folhas de guaraná:** seu efeito é semelhante ao do medicamento metformina, que é usado para controlar o diabetes tipo 2 devido ao efeito de reduzir a glicose no sangue.

- **Gengibre:** essa raiz tem efeitos fabulosos para o sistema digestivo. Por sua vez, luta contra o diabetes tipo 2, reduzindo a presença de glicose no sangue. A dose recomendada é de meia colher de chá de pó em jejum. A infusão de gengibre natural também é muito benéfica.
- **Fenugreek:** diminui a presença de glicose no sangue e estimula a produção de insulina.
- **Eucalipto:** uma infusão de eucalipto faz com que os níveis de glicose no sangue diminuam. A folha dessa árvore tem o poder de ajudar no processo de glicogenogênese, o que implica o armazenamento de glicose pelo organismo para que ele não permaneça no sangue e danifique os órgãos e nervos, mas seja liberado de acordo com a demanda do organismo.
- **Folhas de oxicoco:** são equipadas com um componente chamado mirtilina, que tem a mesma função que a insulina: faz a célula absorver glicose.
- **Berberina:** essa planta cumpre as quatro funções que ajudam a controlar o diabetes. Primeiro, faz com que o fígado produza menos glicose; Também melhora a sensibilidade à insulina e,

portanto, estimula a captação de glicose e, finalmente, reduz os níveis de açúcar no sangue.
- **Canela:** ajuda a metabolizar glicose e nos ajuda a produzir insulina. Deve ser consumido em quantidades muito moderadas, pois é muito forte. É um excelente tempero para sobremesas e infusões.
- **Caril preto:** é uma erva poderosa com propriedades capazes de proteger o sistema cardiovascular e o fígado. O surpreendente é que, quando consumido em pequenas quantidades nas refeições, o nível de açúcar no sangue pode ser reduzido pela metade.
- **Cúrcuma:** além de ser deliciosa e proteger as articulações e o coração, a curcumina presente nesta especiaria a torna uma potente arma contra a presença de glicose no sangue. Recomenda-se uma pitada de um dia, seja nas refeições ou como complemento de outras infusões.
- **Wereke:** a parte utilizável é a raiz desta planta. Seu efeito é reduzir os níveis de açúcar no sangue.
- **Gymnema selvagem:** o ácido gymnemic que o compõe estimula a produção de insulina pelo pâncreas.
- **Pele de uva:** a procianidina presente faz com que o corpo metabolize glicose corretamente. Além disso, estimula o pâncreas.

Capítulo 11

Produtos para diabéticos

O supermercado não tem que ser um lugar proibido para os pacientes com diabetes. As associações e federações para diabéticos nos diferentes países têm recomendado o consumo de alguns produtos. Seguem um resumo dos principais deles:

Splenda: é um adoçante que permite reduzir os carboidratos do açúcar, pois é feito com sucralose. Ele vem em várias apresentações, que são adaptadas para o uso que você queira: pode variar desde adoçar uma bebida até preparar uma sobremesa. Existe uma opção 100% natural chamada Splenda Natural Stevia.

Óleo oléico: é 100% natural e feito a partir de sementes de cártamo. É ideal para complementar refeições sem riscos para a saúde.

Geléias D'Gari: a versão para diabéticos é sem açúcar. Existe também uma linha de fluidos para diabéticos dessa mesma marca.

Doce Vida: são pirulitos doces dos mais variados sabores. Você pode encontrar versões cremosas ou de água. Seus sabores incluem mel-limão, melancia com pimenta, cereja, tangerina e manga com abacaxi.

Stevia: sua porção tem apenas 3,7 calorias. São glicosídeos de esteviol para adoçar sem aumentar a glicose no sangue.

Salmas: são perfeitas para um lanche saudável, pois são torradas de milho torrado sem gordura ou colesterol.

McCormick jams: o rótulo deve dizer sem açúcar. Vem nos sabores de morango e frutas vermelhas. É uma excelente opção, tanto pelos seus benefícios para a saúde como pelo seu sabor e consistência. Tem pedaços de fruta para manter o formato tradicional.

Sevilhanas: são bolachas, pirulitos e glórias adoçadas com isomalte, um poliálcool que não afeta os níveis de açúcar no sangue.

Don't Worry: são merengues sem açúcar e sem gordura. Como o nome diz: não há nada para se preocupar. A apresentação em sanduíche é prática e fácil de levar em qualquer lugar.

Chocolate Larín: O chocolate tem múltiplos benefícios para a saúde quando consumido moderadamente. É por isso que a Nestlé lançou o seu Larín sem açúcar, para que as pessoas diabéticas não estejam longe de coisas boas e deliciosas.

Carlos V: novamente a Nestlé propõe uma versão sem açúcar de um clássico. Este chocolate é adoçado com isomalte, um ingrediente que vem da beterraba.

Pão Bimbo: as versões para diabéticos são sem açúcar. Podemos achá-lo natural ou torrado e tem 0% de açúcar ou gordura agregada.

Jelly Prema: temos que recorrer à versão sem açúcar e as opções que encontraremos são duas: para água e para leite.

Chanty Wip Chantyly: a versão sem açúcar deste clássico permite-lhe desfrutar de um complemento insubstituível a sobremesas como chantilly. É importante notar que não tem açúcar, o que não significa que não contenha gordura ou colesterol. Portanto, seu consumo deve ser moderado e espaçado. A vantagem é que mantém o sabor original do produto.

Vitalínea de Danone: é uma linha de iogurtes de estilo grego. Devemos procurar a sua versão sem açúcar, que oferece iogurtes sólidos e bebíveis.

Capítulo 12

Terapias alternativas no manejo da diabetes

Além de ter um tratamento com nosso médico de família, temos a opção de procurar terapias alternativas na prevenção e controle da diabetes. Quando tratamos a diabetes, essas terapias também controlam e evitam as conseqüências das doenças associadas com a diabetes.

Terapias Alternativas

Tratamento com plantas medicinais: nos capítulos anteriores nós vimos que tomar algumas plantas pode ajudar no controle da diabetes. É uma maneira simples de fazer controle da diabetes, pois não tem efeitos colaterais nem age em contra dos tratamentos tradicionais.

Homeopatia: segundo a crença da similitude, os medicamentos da homeopatia agem contra os sintomas da doença porque usam substâncias, misturada com água ou álcool. O fundamento da homeopatia fala que, assim como provoca os sintomas da doença nas pessoas sanas, também pode apagá-los naqueles que estão doentes.

Ozonoterapia: além de ajudar no controle da diabetes, o uso do ozônio oferece múltiplas vantagens para o sistema celular e melhora sua função. Esse tratamento precisa aplicar ozônio usando óleos e cremes, injeções, câmaras de vidro e outros, ao paciente. O ozônio melhora o funcionamento da célula, melhora na absorção de glicose do sangue. Só não deve ser usada quando os pacientes tenham tido infartos, alergias ou nas mulheres grávidas.

Acupuntura: ajuda para os sintomas da diabetes e na função metabólica para que a doença não progrida. A acupuntura faz parte da medicina tradicional de China e Japão, é um tratamento que introduz pequenas agulhas na pele em pontos especiais do corpo para ativar energia que melhora as doenças.

Flores de Bach: essa terapia é baseada na procura das causas emocionais e psicológicas das doenças. Afirma que aqueles que sofrem diabetes têm uma profunda amargura na vida com o pensamento viajando a onde eles quisessem ter ido, porém não conseguiram. Por isso, oferece curas que controlam as emociones da pessoa para evitar que elas afetem a função do pâncreas. As preparações recomendadas para a diabetes são: Cherry Plum, Holly, Crab Apple, Mustard, Honey suckle, e Star of Bethlehem.

Todas essas terapias podem ser utilizadas para o tratamento da diabetes e de doenças que são conseqüência dela. Cada caso precisa ser consultado com o sue médico para que o tratamento seja adaptado da melhor maneira.

Grupos de auto- ajuda para pessoas com diabetes

É comum que a pessoa que tem diabetes se sinta sozinha no mundo. Por isso os grupos de auto- ajuda são muito importantes para obter o apoio emocional que precisam essas pessoas. O simples fato de ter algum apoio como são as pessoas que sofrem dessa doença também é uma terapia muito boa.

Os grupos de auto- ajuda podem ser presenciais e também pela internet. Cada país tem seus próprios grupos de apoio. O que é importante é achar o momento adequado para contatá-lo e assistir. Com certeza, cada paciente é um mundo próprio, por isso é melhor que as pessoas decidam esse momento junto a seus familiares e amigos. Porém, a recomendação é aguardar até o momento apropriado, esse é pelo geral o período entre o diagnóstico e o começo do tratamento. Como primeira medida tem que se começar a aceitar a doença. O momento para conectar se como o grupo de ajuda é uma estratégia boa para acrescentar no tratamento da doença que vai precisar também de mudanças na forma de vida para melhor controle e resultados.

Alguns sites para apoio dos pacientes com diabetes, conselhos e informações atualizadas são:

- **Federação de diabéticos da Espanha (FEDE)**
- **Canal diabetes**
- **Centro para a inovação da diabetes nas crianças (CIDI)**
- **Famílias com diabetes**
- **Pessoas que têm diabetes**

Educação terapêutica na diabetes

É chamada de ETD, a educação na diabetes faz parte do cuidado do paciente. A pessoa conhece sua doença e por que é importante que cuide dela. Envolve a família e ensina muitas práticas para conseguir o controle dos hábitos, condutas e a doença. A ideia é fazer que o paciente e sua família melhorem seu estilo de vida para que seja bom no tratamento da doença.

Tópico II

Obesidade

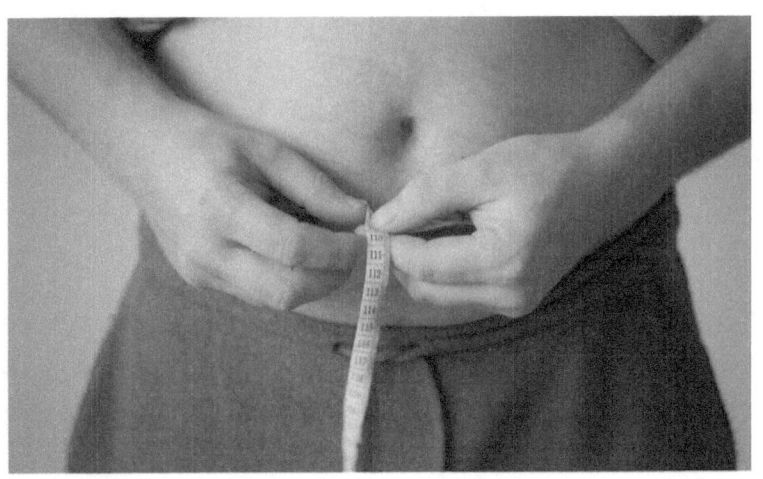

Capítulo 1

Conceito

A obesidade é uma doença crônica que na maioria dos casos pode ser prevenida e eliminada. É o acúmulo em excesso dos tecidos adiposos que marca sua presença. Embora o tecido adiposo desempenhe um papel fundamental na saúde, pois é onde a energia é armazenada, quando cresce excessivamente, não apenas prejudica nossa estética, mas também compromete a saúde, já que a obesidade ocupa o quinto lugar entre as doenças que envolvem risco de morte em todo o mundo. Obesidade pode ser classificada de acordo com o índice de massa corporal.

Tipos de obesidade segundo o IMC

O índice de massa corporal (IMC) é um indicador que determina o tipo de obesidade sofrida. Obtemos o IMC encontrando o quociente entre o peso da pessoa e sua altura ao quadrado.

Por exemplo, se levarmos em conta uma pessoa que mede 1,75 metros e tem um peso de 80 quilos, a conta que devemos fazer é:

$$80 \text{ kg} \div (1,70)^2 \text{m} = 28 \text{ IMC kg/m}$$

Segundo o IMC, os tipos de obesidade são os seguintes:

IMC

- **Peso normal:** 18,5 – 24,9
- **Excesso de peso:** 25 - 29
  - **Grau 1:** 30 - 34
  - **Grau 2:** 35 – 39,9
  - **Grau 3:** 40 – 49,9
  - **Grau 4:** más de 50

É do grau 1 inclusive que é considerado obesidade e é aqui que o problema fica perigoso.

Obesidade andróide VS ginecóide

Outra forma de dividir a obesidade é de acordo com a distribuição de gordura ou tecido adiposo. Nesse caso, destacamos a obesidade andróide e ginecóide.

Obesidade andróide: Como a gordura se acumula na região abdominal, no tórax e na face, ela dá à pessoa uma aparência de maçã. Este é o tipo de obesidade que pode indicar diabetes e tende a gerar doenças cardiovasculares.

Obesidade ginecóide: A gordura se acumula excessivamente nas coxas e quadris. As mulheres são as mais propensas a desenvolvê-lo e geralmente levam a varizes ou osteoartrite do joelho.

Capítulo 2

Causas mais freqüentes

A obesidade pode ser devida a várias causas que variam de genética a doenças. Em termos gerais, as causas mais comuns desta doença são:

Herança: os genes predispõem à obesidade, mas não são determinantes. Se um dos pais é obeso, a pessoa tem 50% de chance de ser assim, enquanto se ambos são, eles aumentam para 80%. Como vemos, a possibilidade é e em um grau muito alto. No entanto, a possibilidade de se recusar a sofrer com isso e fazer todo o possível para evitar esse caminho está sempre em nossas mãos. Nos casos de genética, a obesidade está presente se comermos uma dieta rica em açúcares e gorduras saturadas e se não praticarmos exercícios físicos. O papel dos genes determina o nível de apetite da pessoa, a quantidade e o tamanho das células de gordura, a distribuição do tecido adiposo e o grau de queima de calorias. Ou seja, o metabolismo é condicionado pela genética, mas o metabolismo não é tudo em termos de obesidade. Isso apenas indica que teremos que fazer um esforço maior para permanecer dentro de um peso saudável para nós mesmos.

Hábitos da vida: hábitos alimentares e exercícios são decisivos na questão da obesidade. Evitar essa doença depende, em grande parte, da permanência ativa e da ingestão de alimentos que, longe de gerar tecido adiposo, atuam absorvendo as gorduras e eliminando-as do organismo.

Medicamentos: dentro dos efeitos colaterais dos medicamentos, descobrimos que alguns deles geram obesidade. As causas pelas quais certas drogas nos engordam são porque algumas alteram o metabolismo, outras aumentam o apetite, outras simplesmente produzem mais gordura no corpo e outras produzem retenção de líquidos. Os que nos engordam são os antidepressivos, os betabloqueadores (combatem a hipertensão e os problemas cardíacos), os esteróides e os antipsicóticos.

Causas endócrinas: o tecido adiposo depende em grande parte da secreção hormonal, portanto, certos distúrbios do sistema endócrino causam obesidade. Entre os mais comuns estão a hiperinsulinemia (insulina sanguínea mais adequada) e o aumento da secreção de leptina (o hormônio da saciedade).

Outras causas endócrinas que causam obesidade e merecem uma menção separada são:

Resistência à insulina: é a incapacidade da insulina presente no sangue para cumprir a sua função de manter o açúcar no sangue dentro de certos níveis.
Ovários policísticos: até 60% das mulheres que sofrem de síndrome do ovário policístico (SOP) sofrem de obesidade. Esta síndrome impede a liberação do óvulo

maduro nas tubas uterinas, de modo que se acumulam nos ovários gerando distúrbios intermináveis.

Hipotireoidismo: ocorre quando a tireóide não secreta quantidades suficientes de T4 e T3, hormônios responsáveis por várias funções no organismo, dentre as quais está o metabolismo dos alimentos para que ocorra queima de gordura adequada.

Cushing: A síndrome de Cushing ocorre quando o corpo produz muito cortisol, o hormônio do estresse, por períodos muito longos. Isso pode acontecer porque a pessoa sofre de estresse emocional ou psicológico, bem como devido a tomar medicamentos corticosteróides.

Hipogonadismo: é quando os homens não produzem testosterona suficiente. Essa deficiência pode ocorrer no estágio fetal, antes do início da puberdade ou no estágio adulto.

Gigantismo: devido à presença excessiva do hormônio do crescimento (GH), o corpo cresce excessivamente.

Acromegalia: é quando o hormônio do crescimento (GH) é secretado em quantidades excessivas. A forma mais comum de manifestação desta doença é o crescimento exagerado das mãos e dos pés. A diferença com o gigantismo é que na acromegalia os ossos longos não podem mais crescer devido a um defeito nos tecidos que os formam.

Capítulo 3

Sintomas mais comuns

Em alguns casos, devido à conformação do corpo, pode ser difícil perceber se ultrapassamos o limite de sobrepeso e estamos do lado da obesidade. Se não fizemos o cálculo do índice de massa corporal e estamos experimentando pelo menos dois desses sintomas constantemente, é um bom momento para fazê-lo.

Ganho de peso: é o primeiro sintoma. É o indicador de que a obesidade está a caminho. Notamos como as roupas se encaixam e, claro, através do equilíbrio.

Acanthosis nigricans: é o espessamento e escurecimento da pele nas áreas das articulações ou dobras, como cotovelos, joelhos, pescoço, juntas e axilas.

Estrias: quando há um estiramento abrupto na pele, pequenos sulcos são gerados na pele, que podem ser mais claros ou mais escuros do que o tom da pele. Sua aparência pode ser angustiante para a pessoa, mas não é prejudicial ou dolorosa.

Distúrbios menstruais: amenorréia é a mais comum por essa causa, que consiste na ausência de ciclos menstruais por períodos prolongados.

Dor no joelho: devido ao peso, a articulação do joelho sofre e, eventualmente, começa a incomodar e machucar.

Outros sintomas da obesidade:

- **Sudorese excessiva**
- **Problemas para dormir**
- **Propensão a infecções**
- **Dor nas costas e articulações**
- **Depressão**
- **Fadiga**
- **Intolerância ao calor**
- **Falta de ar**

Capítulo 4

Doenças associadas

O corpo humano é uma grande rede interconectada. Se algo acontece em uma parte, vários outros são afetados. No caso da obesidade, isso pode trazer as doenças e conseqüências detalhadas abaixo:

Hipertensão: as razões pelas quais a obesidade gera pressão alta são que aumenta a retenção de sódio no corpo, o que leva à retenção de líquidos. Por outro lado, o coração deve trabalhar mais para bombear a mesma quantidade de sangue.

Intestino irritável: É um distúrbio digestivo cujos sintomas estão passando da constipação para a diarréia sem causa aparente. Por sua vez, o abdômen incha e se distende, gerando dor persistente.

Refluxo Gastroesofágico: ocorre porque o esfíncter esofágico perde força devido à pressão no interior do abdome.

Doença renal: o aumento da massa corporal aumenta o risco de doença renal crônica. O organismo realiza uma filtração mais intensa para compensar a demanda metabólica e, com o tempo, isso pode levar à doença renal.

Litíase renal e vesicular: O maior índice de massa corporal em pessoas leva ao desenvolvimento de litíase renal. Quase 60% das pessoas com pedras nos rins ou vesícula são obesas.

Doença coronariana: O ganho de peso em níveis mais elevados do que o normal diminui a fibrinólise, o que aumenta o risco de trombose, um fator associado à doença cardíaca.

Diabetes: A obesidade gera resistência à insulina, uma condição física que leva ao diabetes porque o corpo não pode usar insulina, o que faz com que o açúcar permaneça no sangue sem ser absorvido.

Colesterol alto: A presença de uma alta taxa de colesterol ruim no sangue é um risco que é gerado pelo estilo de vida sedentário. Não é a obesidade em si que a gera, mas a falta de exercício físico devido ao esforço envolvido quando sofre de obesidade.

Por sua vez, a obesidade aumenta as chances de desenvolver câncer em 50% e também pode gerar doenças psicológicas, como depressão e ansiedade.

Capítulo 5

Conseqüências

Esteatose hepática: esteatose hepática, ou fígado gordo, é uma doença que leva o fígado a acumular gordura. Uma de suas principais causas é o consumo excessivo de álcool. No entanto, é possível que também ocorra devido à má alimentação que também leva à obesidade. É prevenido e controlado pela ingestão de alimentos com ácidos graxos ômega 3, como o peixe azul. É necessário manter os níveis de colesterol sob controle, fazer exercícios aeróbicos e ter muito cuidado com as dietas, já que a perda de mais de 4 quilos por mês pode agravar essa condição.

Síndrome metabólica: é causada pelo acúmulo de açúcar no sangue, o que impede a perda de peso. É caracterizada pelo acúmulo de tecido adiposo ao redor da cintura. É prevenido e controlado por uma dieta à base de frutas e vegetais, proteínas magras e cereais integrais. Idealmente, erradicar o sal adicionado nas refeições e é essencial não consumir gorduras saturadas. O exercício aeróbico deve ser diário e mínimo de trinta minutos por dia. Você não deve fumar.

Hiperuricemia: é o excesso de ácido úrico no sangue. É impedido e controlado pela redução do consumo de carne vermelha e fígado, levedura de cerveja, chocolate e alimentos enlatados. É essencial beber no mínimo dois litros de água no sangue, pois as purinas responsáveis pelo ácido úrico são eliminadas na urina.

Acrocordones: são pequenos tumores que se formam em locais onde a pele tem dobras e atrito. Eles são freqüentemente confundidos com verrugas. A prevenção deste problema consiste precisamente em perder peso, pois é assim que a pele vai roçar menos. Eles podem ser mitigados e até desaparecer com vinagre de maçã, óleo de mamona ou suco de abacaxi. Nós só temos que escolher um desses três componentes e aplicá-lo três vezes ao dia até que ele desapareça ou minimize.

Osteoartrosis: quando a cartilagem articular que protege as articulações entre os ossos é perdida, elas começam a se esfregar umas nas outras e se desgastam, causando dor, deformação nas articulações e perda de amplitude de movimento. Manter um peso corporal adequado é uma das melhores maneiras de preveni-lo, assim como se educar sobre posturas ao caminhar ou descansar. Quando doer, a aplicação de uma fonte de calor aliviará o desconforto e, se ficar inflamada, será conveniente aplicar um bloco de gelo.

Capítulo 6

Tratamentos

O tratamento convencional para a obesidade é baseado em três etapas iniciais que são mudanças na dieta para reduzir a ingestão calórica, exercício físico aeróbico e anaeróbico em uma base regular para aumentar o gasto de energia e mudanças comportamentais para controlar comportamentos alimentares inadequados, como compulsivo.

Medicamentos e cirurgias fazem parte do tratamento contra a obesidade em segundo plano. Devem sempre ser prescritos por um médico especialista que avalie as indicações e contra-indicações do medicamento de acordo com o paciente e as comorbidades que apresentam.

Medicamentos

Medicamentos para o tratamento da obesidade são indicados em todas as pessoas com IMC acima de 30 kg / m2, ou seja, com obesidade tipo I ou sobrepeso (IMC> 27 kg / m2) que apresentam comorbidades associadas à obesidade (diabetes hipertensão, dislipidemias, por exemplo) e que não responderam às medidas iniciais de dieta, exercícios e mudanças de comportamento, tendo-as encontrado com exatidão. O mecanismo de ação pelo qual essas drogas agem pode ser de dois tipos:

(1) Inibem o apetite, ou seja, são medicamentos anorexígenos;

ou

(2) Reduzir a absorção de carboidratos e gorduras através da inibição das proteínas enzimáticas do intestino que ajudam a incorporar alimentos ao organismo (lípases pancreáticas).

Quando as pessoas começam a adotar as medidas de dieta e exercício na redução de peso, o metabolismo interno do corpo resiste a essa mudança, fazendo uma série de adaptações fisiológicas que buscam reduzir a redução de peso, por exemplo, aumento do apetite. É por isso que muitas vezes o peso perdido tende a se recuperar. Nesse momento, os fármacos agem, diminuem a ação desses mecanismos fisiológicos do nosso corpo que resistem à perda de peso, de modo que a dieta e o exercício são eficazes e as mudanças são mantidas ao longo prazo.

Diz-se que a terapia medicamentosa foi eficaz se, em um período de 12 semanas após o seu uso combinado com dieta e exercício, se perdeu 5% do peso corporal. Se esse objetivo não foi alcançado, a adesão ao tratamento deve ser revista, pois é possível que algum estágio não esteja sendo.

Uma pergunta que sempre é feita é: é necessário tomar medicação? A resposta depende muito da situação clínica da pessoa. Os medicamentos não têm nenhum efeito direto na perda de peso, tudo o que fazem é ajudar a manter as alterações metabólicas que são geradas com dieta e exercício, ou seja, sem essas mudanças no estilo de vida os medicamentos não desempenham nenhuma função, por isso dieta e exercício são os pilares do tratamento da obesidade. Algumas drogas para o tratamento da obesidade são:

- **Derivados de anfetaminas (fentermina, dietilpropiona):** eles têm uma ação sobre o sistema nervoso central para reduzir o apetite. Eles são recomendados por curtos períodos de tempo geralmente 12 semanas.

- **Orlistat:** este é um dos mais usados. Bloqueia a ação da lípase gastro-pancreática para impedir a absorção de gorduras no intestino. Pode ser usado por períodos mais longos, até 1 ano.

- **Topiramato:** é um medicamento para o tratamento da epilepsia que também atua na inibição do apetite no nível central. Pode ser usado por um longo tempo.

- **Bupropión:** é um medicamento com função antidepressiva que também é usado para tratar a dependência do tabaco e diminui o apetite. Pode ser usado por um longo tempo.

A escolha do medicamento será feita pelo especialista levando em consideração o paciente e suas doenças associadas. Os principais efeitos adversos desses medicamentos são náusea, diarréia, constipação, boca seca, palpitações e pressão alta, assim como não podem ser indicados em crianças ou gestantes.

Cirurgias

Há cirurgias planejadas para remover o excesso de tecido adiposo e modificar o apetite para que possamos ingerir menos comida.

Bariátrica: o mais comum é o baipás gástrico. Consiste em uma combinação de cirurgia restritiva, com o objetivo de reduzir o tamanho do estômago por um elástico e de cirurgia mal absorvente, cuja função é fazer com que a comida atinja o intestino delgado mais rapidamente, para que seja absorvida com maior velocidade. Acelera o metabolismo. Esta cirurgia não só elimina a obesidade, mas também os riscos de desenvolver doenças derivadas dela.
A cirurgia bariátrica é realizada quando nenhuma dieta, exercício e tratamento medicamentoso funcionou, portanto, há risco de vida devido a complicações associadas à obesidade.
Possíveis efeitos colaterais da cirurgia bariátrica são vômitos, cálculos biliares, diarréia, aumento de gases, sudorese excessiva, deficiências nutricionais e tontura.

Estética: as mais comuns são abdominoplastia (no abdome), mamoplastia (nos seios), nos braços e coxas. Estas cirurgias não são recomendadas para tratar a obesidade, já que sem mudanças adequadas no estilo de vida, o excesso de peso é recuperado. A maneira de torná-lo mais eficaz é perder peso e se exercitar ao mesmo tempo, pois isso evita que a flacidez seja praticamente irreversível. O que estas cirurgias fazem é remover o excesso de pele devido ao alongamento causado pela obesidade.

Lipoescultura: é um procedimento que permite a remoção do excesso de gordura em áreas localizadas. Recomenda-se fazê-lo depois de ter alcançado um peso ideal, já que é quando o tecido adiposo mais relutante a sair é apreciado. A área a ser tratada é anestesiada e uma cânula é introduzida para injetar líquido tumescente, que libera a gordura. Com a ajuda de outra cânula, essa gordura é aspirada. As mais importantes são as expectativas com as quais chegamos à operação, pois não prometem o corpo perfeito, mas a melhora da silhueta. Os efeitos colaterais são principalmente transitórios, pois têm a ver com inchaço, dor, descoloração e hematomas da pele. Uma vez que esta intervenção não estica a pele completamente, é contra-indicada para pacientes com uma pele marcada com sobrepeso ou muito envelhecida.

Capítulo 7

Atividade física

Possibilidade de mobilidade e complicações

Uma das soluções para o excesso de peso é o exercício. No entanto, as possibilidades de mobilidade representam um problema quando esta doença é sofrida. Portanto, temos que ter em mente que os intervalos de movimento e os exercícios não são os mesmos para pessoas com peso normal.

O objetivo de ter sempre em mente é reduzir o índice de massa corporal para perder peso. No entanto, os exercícios devem ser projetados para pessoas com mobilidade limitada.

A parte de trás é um ponto fraco para pessoas obesas, então será necessário melhorar o tônus muscular na área e contrabalançar o trabalho na parte abdominal, incluindo os oblíquos. Embora o exercício aeróbico seja essencial, ele deve ser complementado com rotinas de resistência, elasticidade e flexibilidade.

Complicações e doenças

As complicações associadas ao exercício físico durante a obesidade estão relacionadas a lesões musculares, articulares e cardiovasculares.

Não devemos forçar nosso coração ao máximo, pois isso pode ser perigoso. É por isso que devemos nos exercitar de maneira moderada e constante. Quando adicionamos peso às nossas rotinas de resistência, devemos fazê-lo de forma muito gradual e moderada. Finalmente, aquecimento e alongamento são essenciais para evitar lesões.

Rotinas aeróbicas

Qualquer um desses exercícios aeróbicos deve ser feito todos os dias por um período mínimo de vinte e cinco minutos ininterruptos.

- Esteira rolante
- Março simulando uma caminhada no chão, mas levantando os joelhos o máximo possível
- Levante o joelho para o cotovelo oposto. Eles são repetidos dez vezes para cada lado e vinte suplentes são feitos.
- Classe aeróbica moderada com coreografia

- Estenda a cruz de braços e levante o joelho direito até o cotovelo direito e a esquerda para a esquerda.

Rotinas de resistência

São realizados após uma entrada no calor articular e cardiovascular de um mínimo de cinco minutos

- **Agachamentos com rotação dos ombros:** trata-se de colocar os pés um pouco mais afastados do que a largura dos ombros e de se mover para trás como se quiséssemos nos sentar. Quando voltamos, trazemos os braços flexionados para a altura do peito e giramos o tronco para o lado. No próximo agachamento, nós o transformamos no outro. Nós repetimos trinta vezes.

- **Remo:** com os pés levemente separados, trazemos o torso a 45° em relação ao chão, estendemos os braços para frente, cada um com um haltere de 3 quilos, colocamos as palmas para cima e trazemos os cotovelos para trás e retornamos os braços estendidos encaminhar Nós fazemos três séries de vinte repetições.

- **Laterais:** deitamo-nos contra uma mesa firme que sustenta o antebraço e seguramos o corpo em linha reta, mas inclinando-se para a mesa.

Rotinas de elasticidade

Depois de exercícios de resistência, é hora de praticar a elasticidade.

- **Expansão do tórax:** deite-se no chão, coloque as mãos na altura dos ombros, estique os braços e traga o corpo para trás. A cabeça deve ser reta, não para trás. Segure por 20 segundos, volte para o chão e repita mais duas vezes.

- **Elasticidade nas pernas:** Expansão do tórax: deite-se de bruços, coloque as mãos na altura dos ombros, estique os braços e traga o corpo para trás. A cabeça deve ser reta, não para trás. Segure por 20 segundos, volte para o chão e repita mais duas vezes.

Rotinas de flexibilidade

No final dos exercícios de resistência, fazemos flexibilidade.

- Separamos um pouco os pés e damos um passo à frente com um deles. Levantamos o braço da perna que está atrás e viramos o tronco para o lado da perna que está à frente. Esperamos vinte segundos, desfazemos e vamos para o outro lado.

- Separamos os pés um pouco mais do que a largura dos ombros e inclinamos o tronco para o lado. Ajudamos uns aos outros, trazendo o braço para o lado que nos apoiamos e o outro para frente. Uma variante é fazer isso sentado no chão e com as pernas afastadas.

Capítulo 8

Medidas dietéticas

Dieta hipocalórica

Uma dieta hipocalórica consiste em diminuir a quantidade de calorias que consumimos. Embora no princípio pareça ser a solução mais lógica e matemática para a obesidade: menos calorias = menor índice de massa corporal, porém os fatores que entram em jogo fazem dela um potencial inimigo da obesidade.

Ao consumir menos calorias, nos sentimos mais frios e o sistema circulatório sofre. Por outro lado, a digestão gasta menos calorias, então assimilamos mais os alimentos que comemos.

Finalmente, a atividade física é reduzida instintivamente. Na ausência de reservas de energia, o cérebro emite a ordem para cessar o movimento, de modo que o corpo não termine de perder as poucas reservas que possui.

Como se isso não bastasse, para que uma dieta hipocalórica não prejudique o corpo, é necessário complementá-la com o aumento de proteínas e lipídios, sendo esses últimos mais nocivos que as próprias calorias.

A solução ainda está em uma dieta balanceada e no exercício diário.

Dietas de moda

As dietas da moda devem ser seguidas por um curto período de tempo: entre uma semana e um mês. O objetivo é perder drasticamente o peso. No entanto, devido à falta de nutrientes que apresentam, tornam-se inviáveis ao longo prazo. Portanto, é impossível não gerar o efeito rebote após elas.

Elas são baseados em um ou poucos ingredientes cujas propriedades de emagrecimento foram recentemente descobertas. O único caso em que as recomendamos é quando já temos uma dieta fixa que vamos seguir depois e que a pessoa comece com o exercício físico e continue indefinidamente após a dieta.

Não é de surpreender que essas dietas consigam fazer com que você perca 15 quilos em um mês, dos quais você pode se recuperar ainda mais, por exemplo, 17 quilos, retornando à sua rotina. Outro fator é que eles produzem um forte mau humor e irritabilidade por tudo o que somos privados de comer, como chocolate por exemplo.

Dietas segundo índice glicêmico

As dietas de acordo com o índice glicêmico são aquelas nas quais baseamos a dieta nos alimentos de acordo com sua influência nos níveis de açúcar no sangue.

Alimentos que têm carboidratos são atribuídos a um número, que vai depender de quanto você pode aumentar o açúcar no sangue.

Em suma, é uma dieta que conta carboidratos e calorias para evitar exceder o limite ideal e assim manter o açúcar no sangue controlado.

Os objetivos que você pode alcançar por meio dessa contagem é ter uma dieta saudável, perder peso e prevenir o diabetes.

O índice glicêmico está divido em três categorias:

- Índice glicêmico baixo: 1 até 55
- Índice glicêmico médio: 56 até 69
- Índice glicêmico alto: 70 e maior

Os alimentos são divididos em:

- Carga glicêmica baixa: 1 até 10
- Carga glicêmica media: 11 até 19
- Carga glicêmica alta: 20 e maior

Exemplos de alimentos segundo a carga glicêmica

Alimentos de baixa carga glicêmica: vegetais de folhas verdes, cenouras cruas, feijão vermelho, grão de bico e lentilhas.

Alimentos de carga glicêmica média: bananas, abacaxi, passas e passas, aveia, milho doce e pão de centeio.
Alimentos de alta carga glicêmica: batatas e pão branco.

Alimentos recomendados

- Cereais
- Arroz integral
- Batata
- Frutas
- Legumes
- Água
- Infusões
- Sucos naturais
- Vegetais verdes
- Óleo de oliva e altoleico

Preparações mais recomendadas

- Ao forno
- Ao vapor
- Fervida
- Adoçado com adoçantes naturais
- Salteado com óleo altoléico
- Lean
- Grelhado

Em termos gerais, todas as preparações que não sejam fritas ou cujos ingredientes não tenham sido previamente desengordurados são recomendadas.

Exemplos de cardápios

Café da manhã

- 1 fruta
- 1 xícara de cereal
- 100 g de queijo

Almoço

- 1 porção de arroz com vegetais
- 1 copo de caldo magro
- 1 unidade de fruta ou um leite sem açúcar adicionado à sobremesa

Snack

- 2 torradas de pão integral com geléia sem açúcar
- 1 xícara de café com leite sem açúcar

Jantar

- 3 bolinhos de brócolis assados
- 1 porção de salada crua de cenoura e beterraba temperada com azeite e vinagre

- 1 unidade de fruta

Para lanches, frutas, bolachas de arroz, queijo magro e barras de cereais sem açúcar são recomendados. Uma unidade de um deles ou dois no caso de bolachas de arroz. No caso de queijo, 100 gramas.

Receitas culinárias atraentes e saudáveis

Atum fresco com cogumelos e pimentões

- Atum fresco
- 1 Cebola
- ¼ de pimentão de cada cor
- 10 Cogumelos
- Aceite altoleico

Refogue os legumes cortados em juliana e os cogumelos no óleo. Quando estiver pronto, adicione os bifes de atum e cozinhe em ambos os lados até que estejam prontos. Você pode temperar com especiarias ao seu gosto.

Hambúrguer de Lentilha Napolitana

- 2 xícaras de lentilhas cozidas
- 1/1 xícara de farinha de centeio
- Queijo magro

- 2 fatias de tomate descascado

Purê as lentilhas bem drenadas e tempere-as a gosto. Adicione a farinha de centeio, unir até obter uma pasta homogênea. Leve para a geladeira por duas horas. Retire e forme dois hambúrgueres. Coloque-os no ferro antiaderente sem óleo. No final, adicione um queijo para cada um e a fatia de tomate.

Como evitar ganhar de novo o peso que já perdeu

O "rebote" parece ser o efeito forçado de uma dieta inadequada. Portanto, evitar isso é uma questão de não aderir a qualquer dieta de moda passageira ou aquelas que prometem perder mais de 10 quilos em uma semana.

O que precisa ser feito é mudar os hábitos de vida: comer de forma saudável, eliminar o açúcar, fazer exercícios todos os dias (idealmente duas horas, embora trinta minutos seja suficiente) e beber no mínimo dois litros de água por dia. Esses hábitos nos permitirão perder peso gradualmente e permanecer nele.

Capítulo 9

Vitaminas e minerais

Vitaminas e minerais que não podem faltar na dieta anti- obesidade

Um dos responsáveis pela obesidade é o nosso metabolismo. Não é apenas o que comemos, mas o que nosso corpo faz com o que entra nele. Um metabolismo lento significa que a menor ingestão de alimentos é assimilada e armazenada como uma reserva de energia.

Evitar isso está em nossas mãos, uma vez que existe uma lista de vitaminas e minerais que contribuem para o bom funcionamento do metabolismo, por isso vai acelerar para a taxa correta para manter o excesso de peso fora da nossa vida.

Vitaminas

- Vitamina A
- Vitamina C
- Vitamina D
- Vitamina E

Minerais

- Cálcio
- Magnésio

Alimentos ricos em vitamina A

- Leite
- Manteiga
- Queijo cheddar
- Brócolis
- Batata doce
- Cenoura
- Repolho
- Espinafre
- Manga
- Damasco
- Melão
- Frango
- Peru
- Carne
- Peixe

Alimentos ricos em vitamina C

- Laranjas
- Tangerina

- Toranjas
- Limões
- Uvas
- Kiwi
- Pimentas Vermelhas
- Brócolis
- Morangos
- Caqui
- Manjericão
- Mamão

Alimentos ricos em vitamina D

É importante levarmos em conta que 30% da vitamina D que o organismo necessita vem de alimentos, enquanto os 70% restantes dependem da exposição solar. Com a exposição de parte de uma perna ou braço uma vez por semana em horários certos, é suficiente para obtê-lo.

- Sardinhas
- Atum
- Salmão
- Óleo de peixe
- Leite
- Queijo
- Iogurte
- Creme de leite
- Manteiga
- Germe de trigo

- Cogumelos

Alimentos ricos em vitamina E

- Legumes
- Ovo
- Óleo de oliva
- Óleo de girassol
- Cereais integrais
- Abacate
- Mamão
- Leite
- Manteiga
- Frutos secos
- Sementes de Chia
- Sementes de girassol
- Vegetais de folhas verdes
- Peixe azul

Alimentos ricos em cálcio

- Queijo
- iogurte
- Leite
- Manteiga
- Espargos
- Espinafre
- Brócolis
- Acelga

- Repolho
- Berza
- Sardinhas
- Salmão

Alimentos ricos em magnésio

- Vegetais verdes
- Frutos secos
- Cerejas
- Banana da terra
- Legumes
- Cacau
- Cereais integrais
- Peixe

Capítulo 10

Plantas medicinais

Plantas medicinais benéficas

As plantas indicadas para combater a obesidade são aquelas que queimam as gorduras existentes, promovem maior gasto calórico, evitam que a glicose se torne em gorduras e tiram a sensação de fome.

Plantas para queimar gorduras

- Chá verde
- Erva mate
- Guaraná
- Café verde
- Erva doce
- Dente de leão
- Chicória
- Rabanete preto

Planta para reduzir o apetite

- Papoila da Califórnia
- Valeriana

- Plantago
- Glucomannan
- Spirulina

Reduzir a absorção de alimentos

- Garciniacambogia
- Rabo de cavalo
- Urtiga

Aumentar a ingestão de calorias

- Birch
- Cardo

Reduzir a resistência à insulina

- Canela
- Gymnema Selvagem
- Glucomannan
- Ginseng

Capítulo 11

Suplementos naturais

Empresas como a Life dedicaram suas vidas à pesquisa em questões de saúde. Para refletir isso, eles criaram uma série de suplementos naturais projetados para neutralizar certos efeitos nocivos que o corpo recebe. Todos eles compartilham uma série de ingredientes em comum quando se trata de eliminar a obesidade. É muito importante que você os conheça, para que possa tomar a decisão de recorrer ao suplemento ou ir diretamente aos seus componentes ativos.

Cafeína
Ao aumentar o efeito cardíaco, acelera o metabolismo. Tem um forte efeito oxidativo nas gorduras. Por outro lado, a resistência aumenta algo muito benéfico para as pessoas em um programa de exercícios progressivos.

Proteína whey
Sua ação é aumentar a massa muscular, o que por si só gera a perda de gordura, já que o músculo se alimenta dela. Ao consumi-lo, é provável que ganhemos peso, mas estamos mudando a gordura para o músculo, o que é saudável.

Vitamina D
Ela ajuda na absorção de cálcio dos alimentos e, portanto, queima o excesso de gordura no corpo.

Queitosana
Tem o poder de absorver e purificar as gorduras que entram no nosso corpo através da comida. Portanto, reduz a massa corporal e diminui o inchaço abdominal.

Ácido hidroxicítrico
Está presente na planta de garcinia-cambogia e seu efeito é absorver a gordura acumulada no abdômen, no fígado e sob a pele.

Apresentações dos suplementos para perder peso

Diuréticos: ativam a função renal e eliminam a retenção de líquidos. O corpo perde volume graças à purificação dos líquidos ali armazenados.

Substitutos de refeição: eles têm os nutrientes necessários para substituir uma das quatro refeições do dia. Uma vez que eles são projetados para substituir refeições leves, eles são recomendados para consumo como um lanche ou jantar.

Satiating: eles são formados por fibras solúveis e insolúveis. Este componente dobra seu tamanho absorvendo a água presente no estômago e dá a sensação de ter comido muito mais do que realmente consumimos.

Laxantes: você tem que ter muito cuidado com esse tipo de alternativa usada para perder peso. O laxante tem a única função de ajudar a eliminar o desperdício, o que não significa que ele se dilua, mas esvazie. Se for tomado com freqüência, mesmo que não seja necessário, o que é conseguido é que não permite que o intestino absorva os nutrientes, acaba por adoecer o corpo. Laxantes não devem ser usados para perda de peso.

Queimadores de gordura: sua função é estimular o metabolismo da gordura, o que significa enviar uma ordem ao corpo para usar os depósitos desse componente mais rapidamente. Às vezes acontece que o corpo não reage e não usa essas reservas. É por isso que os queimadores são altamente eficazes nesses casos.

Capítulo 12

Terapias alternativas

Existem alternativas cem por cento naturais para controlar a obesidade. Estas são terapias que nada têm a ver com o consumo de nutrientes que neutralizam o efeito de outros nutrientes. As terapias mais conhecidas a este respeito são:

Terapias do comportamento

Trata-se de induzir um estado de calma através do controle da respiração, tensão muscular-relaxamento-peso através da consciência de cada músculo e treinamento autógeno, que é sobre direcionar energia para cada parte do corpo para alcançar efeitos do frio, calor, calor e pressão, entre outros.

Controle do estresse

Aromaterapia: esta terapia alternativa tem muitos usos. Entre eles está o controle do estresse. Misturando os aromas certos, relaxamento permanente pode ser gerado para alcançar a harmonia corpo-mente-espírito.

Terapia do riso: é uma técnica muito moderna e baseia-se no riso testado para gerar espontânea. Acredite no efeito contagiante do riso e procure detoná-lo através do riso múltiplo dos participantes. Joga fora as tensões e conduz à cura de doenças associadas ao amargor e ao stress.

Respiração: é fazer inspirações controladas e exalações para níveis mais baixos de estresse e tensão.

Musicoterapia: usando as notas indicadas para cada caso, a música funciona como um ótimo terapeuta. A pressão arterial é reduzida, os níveis hormonais são regulados e a freqüência cardíaca é controlada.

Massagens: por meio da estimulação correta das zonas estratégicas, o estado de relaxamento adequado é alcançado.

Terapias de relaxamento

- **Meditação:** com técnicas de atenção focada, silêncio, postura corporal adequada e respiração controlada, o estresse é canalizado para deixar o corpo.

- **Relaxamento progressivo:** pode ser praticado a qualquer hora e em qualquer lugar. Você tem que começar de cima ou de baixo e continuar em ordem. Consiste em enfatizar os músculos de uma parte do corpo para relaxá-los imediatamente.

- **Biofeedback:** sensores são colocados no corpo que ajudam a ver os diferentes ritmos e valores corporais. Quando eles são determinados, você tem que mudar de idéia para modificá-los a nosso favor.
- **Taichí:** ao trabalhar no equilíbrio e concentração através de movimentos lentos e controlados, a tensão causada pelo estresse é removida.
- **Yoga:** posturas de yoga forçadas geram controle do corpo e uma mudança metabólica muito positiva. Entre seus efeitos, é eliminar o estresse.

Controle da ansiedade

É realizado com o fornecimento de ervas, homeopatia ou flores de Bach. Sendo métodos naturais, temos que ser pacientes e dar tempo ao corpo para começar a receber estímulos de tratamento e assim eliminar a ansiedade.

Controle da depressão

Uma série de fatores externos e internos é colocada em jogo para que a depressão desapareça. Entre eles está o consumo de alimentos antidepressivos, como ovos, nozes e chocolate; a prática de exercício e dança em uma base regular; fazendo atividades que gostamos e aumentando a vida social.

Controle da dependência de carboidratos

Os carboidratos não devem ser eliminados da dieta, pois são necessários como reserva de energia. O que devemos fazer é regular seu consumo da seguinte forma:

- **Reduzir os carboidratos**
- **Adicionar gorduras poliinsaturadas à dieta (nozes, manteiga de amendoim, abacate)**
- **Eliminar os carboidratos na janta**

Controle da compulsão

O controle do comportamento compulsivo em alimentos deve incluir os seguintes profissionais:

- **Psicólogos**
- **Psiquiatras**
- **Nutricionistas**
- **Médicos**

Imagem do corpo

Quando sofrem de uma imagem corporal distorcida, os tratamentos mais eficazes para combatê-la são:

- **Terapias cognitivas comportamentais**
- **Fármacos que aumentem a serotonina**

Comedor hedonista

É um tipo de pessoa que procura se deliciar com a comida. Não é só por trás da comida em si, mas as sensações que ela causa. Por outro lado, o hedonismo está associado ao bem-estar, essa é uma pessoa que come para ter saúde com a alimentação. Então escolha os que são ricos e saudáveis ao mesmo tempo.

Tópico III

Doenças da

Glândula Tireóides

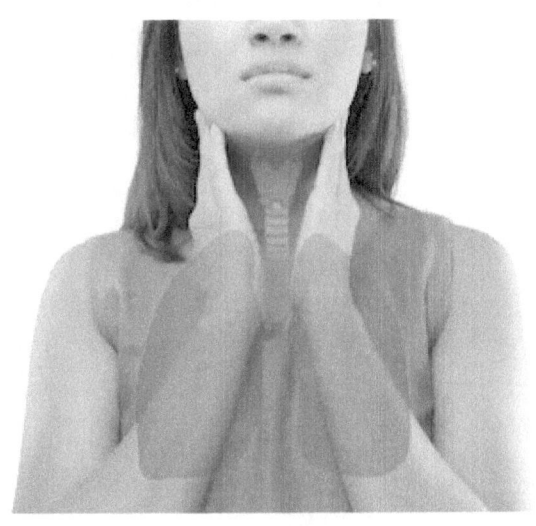

Capítulo 1

Conceito

Em nosso pescoço reside uma glândula em forma de borboleta chamada tireóide. Sua função é produzir hormônios para o bom funcionamento dos sistemas e órgãos do corpo que fazem parte da dinâmica do metabolismo.

Quando a tireóide começa a funcionar mal, ela afeta de várias maneiras em nosso corpo. Os sintomas podem ser tão imperceptíveis quanto tornar-se mais sensíveis ao frio, ou bem como muito visíveis, como no caso da obesidade ou magreza extrema, ambos sem uma explicação relacionada à dieta ou ao exercício físico.

Para determinar a existência de uma falha na tireóide, é necessário realizar alguns testes, entre os quais o sangue está sempre presente para avaliar a presença do hormônio T4, secretado pela tireóide. No entanto, se estes são inconclusivos para o médico assistente, uma biópsia pode ser solicitada.

Tipos de problemas da tireóides

Os tipos de problemas de tireóide incluem hipotireoidismo, hipertireoidismo, tireoidite de Hashimoto e bócios.

Hipotireoidismo: Ocorre quando a glândula tireóide não produz a quantidade necessária de hormônio tireoidiano, de modo que o corpo sente sua falta e sua presença para desempenhar as funções relevantes de cada sistema. É mais comum em mulheres do que em homens e geralmente se manifesta após os sessenta anos de idade.

Hipertireoidismo: Estamos na presença dessa patologia quando a tireóide é muito ativa e, portanto, lança um excesso de hormônio tireoidiano no corpo. Pode aparecer devido ao consumo excessivo de iodo, à presença de nódulos tireoidianos ou simplesmente por causa do sexo e da idade, uma vez que as mulheres são as mais propensas a desenvolver esse problema, assim como as pessoas com mais de sessenta anos de idade.

Tireoidite de Hashimoto: Também é conhecida como tireoidite linfocítica crônica e ocorre quando o sistema imunológico ataca a tireóide.

Bócio: é o aumento da glândula tireóide, que se manifesta através do inchaço da área do pescoço que o abriga. Como a causa mais comum de bócio é a falta de iodo, a glândula é aumentada na tentativa de absorver todo o iodo possível da nossa dieta. Sem iodo suficiente, a tiróide não pode produzir hormônio tireóideo suficiente.

Capítulo 2

Causas mais freqüentes

Entre as causas mais freqüentes do aparecimento de problemas de tireóide, encontramos os seguintes:

Auto-imune: doenças autoimunes, como artrite reumatóide, doença celíaca, diabetes tipo 1, doença de Addison, vitiligo, anemia perniciosa, esclerose múltipla ou em casos de síndrome de Turner ou Down, ou doença bipolar, podem levar a hiper ou hipotireoidismo.

Deficiência de iodo: uma dieta pobre em iodo pode causar hipotireoidismo.

Pré-menopausa: alterações hormonais que são geradas nessa fase podem desencadear problemas de tireóide.

Herança: há uma alta probabilidade de hipo ou hipertireoidismo se nossos pais o tiveram especialmente se foi devido à doença de Hashimoto ou de Graves.

Nódulos hiperativos: a existência de nódulos produz um excesso de produção de T4.

Tireoidite: É a inflamação da glândula, que é causada por gravidez, causas auto-imunes ou por razões que ainda não são conhecidas.

Tabagismo: os tiocianatos presentes no tabaco podem produzir bócio.

Uma maneira de evitar problemas de tireóide é escolher produtos de limpeza orgânicos e cosméticos, pois muitos desses produtos contêm substâncias que afetam negativamente a produção de hormônios. O estresse é outra causa do mau funcionamento da tireóide, por isso devemos evitá-lo tanto quanto possível. É evidente que, por vezes, não é possível trabalhar menos, mas podemos controlar a forma como os problemas relacionados com este aspecto da nossa vida nos afetam.

Capítulo 3

Sintomas comuns

Dependendo do tipo de condição da tireóide que você sofre, você terá de diferentes tipos de sintomas.

Hipotireoidismo

- Cansaço
- Sonolência diurna
- Pele seca
- Aumento de peso
- Esquecimentos freqüentes
- Fadiga
- Sensibilidade ao frio
- Fraqueza muscular
- Rouquidão
- Constipação
- Ritmo cardíaco lento
- Inchaço facial
- Inchaço da tireóide (bócio)
- Colesterol mau alto
- Dores e inflamação articular
- Depressão

Hipertireoidismo

- Palpitações
- Nervosismo, irritabilidade e ansiedade

- Tremores
- Perda de peso
- Pesadelos
- Fadiga
- Maios apetite
- Sudorese excessiva
- Sensibilidade ao calor e sensação de sufocamento
- Queda de cabelo
- Distúrbios menstruais
- Diarréia
- Crescimento dos seios nos homens
- Vômito e náusea

Doença de Hashimoto

- Sem sintomas
- Com sintomas de hipotireoidismo
- Com sintomas de hipertireoidismo
- Bócio pequeno
- Dor no pescoço
- Inchaço da língua
- Unhas fracas
- Menorragia (sangrado excessivo na menstruarão)
- Queda de cabelo

Bócio

- Sem Sintomas
- Bócio ou inchaço no pescoço
- Dificuldade para engolir, respirar ou falar
- Tose e sensação de aperto na garganta

Capítulo 4

Doenças associadas

Quando os problemas da tireóide aparecem, muitas outras condições podem estar presentes. Entre elas destacamos:

Intestino irritável: O hipotireoidismo pode causar problemas intestinais, como intolerância ao glúten ou problemas associados. Portanto, certos alimentos, especialmente aqueles que contêm fibras, podem causar desconforto.

Depressão: Atualmente, um dos primeiros exames que o médico solicita quando o início dos sintomas depressivos é o da função tireoidiana. Se a suposta depressão fosse devida a essa causa, não haveria tratamento antidepressivo, já que a causa original teria que ser atacada, ou seja, o hipo ou hipertireoidismo.

Fibromialgia: são dores intensas e persistentes nos músculos esqueléticos. Pode ser causada por uma ampla gama de fatores, entre os quais o hipotireoidismo.

Hipertensão: o sistema endócrino, do qual a tireóide faz parte, está relacionado ao aparecimento de hipertensão secundária, aquela que não é devida à ingestão excessiva de sódio, falta de exercício ou genética.

Artrite: hipotireoidismo pode causar dor relacionada a esta doença, assim como inchaço das articulações presentes nas mãos e pé.

Capítulo 5

Conseqüências

Doença tireoidiana não tratada pode levar a conseqüências de extrema gravidade. É por isso que a monitorização periódica é muito importante para tratar problemas de tiróide que podem causar os seguintes:

Infertilidade: os hormônios da tireóide interagem com os hormônios sexuais. Portanto, eles desempenham um papel muito importante na maturação, liberação e fertilização dos óvulos. Um mau funcionamento da tireóide pode levar da dificuldade em conceber a abortos espontâneos. Os homens também experimentam problemas com seus espermatozóides, então a infertilidade não é um problema exclusivamente feminino. A melhor maneira de evitar e controlar este problema naturalmente é consumir alimentos ricos em iodo, incluindo leite de vaca, queijo, peixe e ovos.

Disfunções sexuais: entre os distúrbios físicos e psíquicos que afetam a sexualidade, encontramos a disfunção erétil, a ejaculação precoce, a falta de desejo, a aversão ao sexo, a dor durante a relação sexual e a incapacidade de ter orgasmos. Uma das melhores maneiras de prevenir e resolver isso é através de uma comunicação fluida e eficaz com o casal. Porque a tireóide pode ser uma das causas, recomenda-se adaptar a dieta e estilo de vida para ser saudável. Alguns medicamentos, como antidepressivos e anti-hipertensivos, afetam essa área, então as recomendações são procurar uma alternativa natural para cada um deles. A chave é eliminar a causa principal. Por exemplo, se você sofre de pressão alta, a primeira coisa é eliminar o sal de mesa e fazer trinta minutos de exercícios aeróbicos por dia.

Demência: Quando a química do corpo derivada do sistema endócrino é alterada, uma das possíveis conseqüências é a perda das faculdades e da função mental. É essencial detectar esse distúrbio no tempo, caso contrário, os danos cerebrais podem ser permanentes. Os níveis de hormônio tireoidiano altos e baixos podem levar a esse problema. Para reverter o hipotireoidismo, você pode usar chá de dente-de-leão ou chá de ginseng. No caso do hipertireoidismo, recomenda-se a ingestão de rabanete, seja em saladas ou na forma de suco misturado com limão.

Doença cardíaca: enquanto o hipotireoidismo afeta diretamente o sistema cardiovascular, o hipertireoidismo tem uma predisposição para causar fibrilação atrial, causando arritmia.

Câncer de tireóide: O câncer de tireóide é principalmente devido à genética e a fatores como a exposição à radiação na infância. Porque este último fator tem uma incidência mínima em sua aparência, é muito difícil prevenir a doença. Existem alternativas naturais que auxiliam no tratamento, por exemplo, a dieta mediterrânea, que é baseada em repolho, laranja e verduras, frutas cítricas, verduras, frutas, entre outros alimentos naturais.

Capítulo 6

Tratamentos

Medicamentos

No tratamento de doenças da tireóide, os medicamentos podem ser usados para estimular sua função, quando há hipotireoidismo, ou para conter sua atividade excessiva quando há hipertireoidismo.

Medicamento para o Hipotireoidismo: nesse caso, são usados hormônios tireoidianos sintéticos que cumprirão a função de substituir os hormônios T3 e T4 que não estão sendo produzidos em quantidade suficiente. Entre estes temos o mais comumente usado que é Levotiroxina. Os efeitos adversos que podem produzir são semelhantes aos sintomas do hipertireoidismo (ondas de calor, palpitações, insônia, nervosismo).

Medicamento para o Hipertireoidismo: no caso do hipertireoidismo, a glândula tireóide produz seus hormônios T3 e T4 em excesso, exagerando seus efeitos fisiológicos que se tornam sintomas incômodos para o paciente. Nesta situação, as drogas são responsáveis por bloquear a formação do hormônio tireoidiano. Exemplos desses medicamentos são: metimazol, propiltiouracil, iodeto.

Radiação com radio iodo

Esta terapia faz parte da medicina nuclear e é usada para combater o hipertireoidismo. Envolve a ingestão de uma pequena dose dessa substância, que é absorvida pela corrente sanguínea e destrói as células da tireóide. Também é muito eficaz no combate ao câncer de tireóide. Os efeitos colaterais associados a esta terapia incluem náuseas, vômitos, boca seca, inchaço no pescoço, dor nas glândulas salivares e alterações no paladar.

Bócio e cirurgia

Na presença de bócio, uma alternativa é a cirurgia que remove a glândula tireóide, que pode ser total ou parcial. É um procedimento que é realizado em no máximo quatro horas e ocorre através de uma incisão acima da clavícula. Em muitos casos, um cateter é colocado para drenar sangue e fluidos. Esta cirurgia é recomendada no caso de bócio excessivamente grande, o que dificulta funções como respiração e alimentação.

Entre os efeitos colaterais e complicações decorrentes da cirurgia, encontramos infecções ou hematomas na pele, alteração da voz ao longo prazo, complicações respiratórias devido à má praxia e menor nível de cálcio no sangue.

Manejo depois da cirurgia, do radio iodo e do câncer

Após a cirurgia, os cuidados domésticos são baseados em higiene adequada da ferida e nutrição adequada. Três refeições por dia devem ser feitas com base em alimentos moles e é essencial estar bem hidratado.

Uma vez aplicado o iodo radioativo, as precauções a seguir baseiam-se na não transmissão da radiação de iodo a outras pessoas. A primeira coisa a ter em mente é não estar em contato com crianças pequenas ou mulheres grávidas. É ideal ter um banheiro separado ou, se não for possível, a corrente deve ser lançada duas vezes após cada uso do vaso sanitário. É aconselhável usar talheres descartáveis ou ter talheres somente para o paciente, que devem ser lavados separadamente dos demais. Você avisa sobre contatos que vão além de uma breve saudação. Finalmente, é aconselhável beber muita água.

Quanto à vida após o câncer de tireóide, podemos dizer que é necessário estar muito atento ao aparecimento dos sintomas quando o tratamento estiver pronto, se aparecer algum sintoma deve ser comunicado ao médico nas consultas subseqüentes ao final do processo. Alimentos e exercícios serão recomendados em doses e tipos pelo médico assistente, que devem ser rigorosamente seguidos de acordo com suas indicações.

Capítulo 7

Atividade física

Descaso ou exercício físico

Embora os problemas da tiróide sejam resolvidos com medicação para toda a vida, o exercício físico regular demonstrou ter efeitos muito positivos em pessoas com hipotireoidismo. O que acontece é que a prática regular de exercícios físicos aumenta os níveis de T3 e T4.

Os momentos nos que é preciso descansar são depois de ter passado por uma cirurgia de tireóide. O referido descanso deve ser mantido por três semanas. Sem essa quietude, a recuperação pode ser desnecessariamente prolongada ou ter retrocessos.

Complicações e doenças associadas

Os problemas associados ao exercício quando sofrem desta doença estão ligados ao excesso de peso, fadiga, ossos frágeis e problemas cardíacos. Portanto, se o exercício não for controlado, estamos expostos a:

- Sufocamento
- Tontura por hiperventilação
- Danos nas junções
- Fraturas

Benefícios das rotinas combinadas de cardio, resistência, elasticidade e flexibilidade

Quando falamos de exercício físico, não nos referimos apenas ao levantamento de peso ou andar na esteira. Exercícios físicos bem compreendidos devem ser holisticamente abrangidos. Portanto, a rotina é precisamente o que devemos evitar quando buscamos benefícios verdadeiros.

É comum se acostumar com um instrutor e, muito pior, com um único tipo de aula que esse profissional ensina. No entanto, ao longo prazo, praticar um único modo de exercício tira a eficácia do que estamos fazendo.

Portanto, a primeira recomendação a seguir é participar de tantas aulas quanto possível. Por outro lado, a combinação de cardio, resistência, elasticidade e flexibilidade, permitirá queimar gordura, tonificar os músculos e obter a maior amplitude de movimento possível. Portanto, estaremos protegendo nossas junções e tornando o exercício mais eficaz a cada dia.

Capítulo 8

Medidas dietéticas

Segundo se a nossa doença é hipo ou hipertireoidismo, existem medidas na dieta que são especificas para o tratamento.

Medidas dietéticas para o hipotireoidismo

Nesse caso tem que se evitar:

- **Barras energéticas**
- **Açúcares**
- **Carboidratos refinados**
- **Produtos de soja**
- **Cafeína**
- **Alimentos geneticamente modificados**
- **Glúten**

Recomenda-se comer:

- **Legumes sem amido**
- **Gorduras saudáveis (insaturadas y poli insaturadas)**
- **Proteínas**

- **Vitaminas e minerais**

Medidas dietéticas para o hipertireoidismo

Tem que se evitar:

- **Algas**
- **Gorduras transgênicas**
- **Laticínios**
- **Soja**
- **Milho**
- **Aditivos químicos**
- **Cafeína**
- **Açúcares**
- **Carboidratos refinados**

Recomenda-se comer:

- **Amêndoas**
- **Nabos**
- **Salsa**
- **Linhaça**
- **Chá de melissa**
- **Grama ajuga**

Dieta rica em Iodo

Para evitar o bócio, é importante comer uma dieta rica em iodo. Os alimentos que você deve incluir nesse caso são:

- Bacalhau
- Mirtilos
- Cavala
- Atum
- Mexilhões
- Feijão
- Camarão
- Morango
- Batata
- Queijo
- Salmão
- Cajus
- Brócolis
- Ostras
- Aveia
- Amendoim

Dieta baixa em Iodo

Quando há excesso de iodo em seu corpo, recomenda-se uma dieta que a neutralize. Portanto, você deve evitar os alimentos detalhados acima. No entanto, isso é tudo o que você tem permissão para:

- Clara de ovo
- Peixe
- Especiarias: canela, orégano, pimenta
- Batatas

- Maçãs
- Amoras
- Abacaxi
- Legumes

- Cereais integrais
- Vegetais de raiz
- Pão caseiro

Dieta normal em Iodo

Quando não há indicação médica para aumentar ou diminuir o consumo de iodo, os valores diários recomendados são:

- Até 14 anos: 90 microgramas por dia
- A partir dos 15 anos: 150 microgramas por dia

Intolerância ao glúten

Você pode ser celíaca, que é verificada por um exame de sangue, ou pode ter intolerância ao glúten. Esta última condição em crianças manifesta-se com vômitos e diarréia, mas em adultos os sintomas tornam-se turvos e não há nada claro. Não há como detectar com precisão que uma pessoa é intolerante ao glúten.

Como a única maneira de evitar os sintomas desta doença crônica é não consumir glúten, é conveniente que, se problemas digestivos forem gerados, mesmo que mínimos, tente eliminar essa proteína da dieta.

Os únicos ingredientes que o contêm e que, portanto, devem ser evitados, são:

- **Trigo**
- **Aveia**
- **Cevada**
- **Centeio**

O hipotireoidismo é uma doença muito relacionada a essa afeição.

Intolerância à lactose

É a condição de não conseguir digerir o açúcar presente no leite (lactose). É uma doença que não causa danos, mas apresenta sintomas muito incômodos, entre os quais gases, cólicas, diarréia, náuseas e inchaço abdominal.

Cada pessoa vive de uma maneira diferente, então a restrição de alimentos com lactose pode ser total ou parcial. De qualquer forma, devemos saber que o que não deve ser comido, ou pelo menos deveria ser restrito, é leite. O que acontece é que esse corte na dieta precisa da pessoa para ingerir cálcio e vitamina D de outros alimentos. Entre eles, recomendamos:

- Citrus
- Porcas
- Omelete
- Banana da terra
- Tomates
- Alface

- Cenoura
- Óleo de oliva
- Pêra
- Abacaxi
- Pão integral
- Jam
- Espinafre
- Salmão
- Sementes de chia
- Iogurte sem lactose
- Granola
- Manteiga de amendoim
- Maças

Preparações mais recomendadas

As preparações mais recomendadas são aquelas que mantêm intactas as propriedades e nutrientes dos alimentos. Portanto, as seguintes recomendações devem ser levadas em consideração:

- Esprema os citrus no momento
- Moer as sementes no momento do consumo
- Cozinhar ao vapor
- Quando ferver, tente não jogar água de mais
- Alimentos cozidos não cozidos demais
- Alimentos grelhados não queimam

- Legumes cozidos: pessoas com hipotireoidismo não devem comer verduras cruas, pois elas liberam uma substância tóxica que impede a absorção do iodo.
- Legumes fermentados: preparações como chucrute, podem ser consumidos por pessoas com hipotireoidismo, já que quando se fermentam os vegetais eliminam o componente tóxico que impede a absorção do iodo.

Exemplos de cardápios

Este exemplo de cardápio é para uma pessoa que tem hipotireoidismo.

Café-da-manhã

- 1 xícara de iogurte
- ½ xícara de granola
- 3 morangos

Almoço

- 1 Pão de vários queijos (incluindo cheddar), cenoura e brócolis
- 1 xícara de mousse de cacau

Snack

- 1 fatia de pão de banana integral

- 1 xícara de iogurte bebível

Jantar

- Omelete de cogumelos e queijo
- ½ porção de mexelhões

Receitas culinárias atraentes e saudáveis

Salada de espinafre com manga

- Espinafre
- Rúcula
- 1 Manga
- Óleo de oliva
- 10 Nozes

Lave bem o espinafre e escorra. Remova a costela central e corte em tiras. Adicione a manga cortada em cubos, as nozes picadas grossas, corte as folhas de rúcula e banhe-as com um fio de azeite.

Gaspacho de pepino e abacate

- 2 pepinos
- 1 abacate
- 1 colher de sopa de sementes de linho
- ½ litro de água

Descasque as frutas e corte-as em pedaços. Coloque-os no liquidificador com o restante dos ingredientes. Misture até obter uma pasta suave. Você pode servir com salsa, manjericão ou nozes picadas por cima.

Capítulo 9

Vitaminas e minerais

A tireóide pode falhar devido a várias causas. Portanto, não há nada que garanta cem por cento de que irá mantê-lo funcionando bem. No entanto, existem certos nutrientes que, faltando ou sendo escassos, levam ao limite de seu bom desempenho, por isso é mais provável que ele falhe. Esses nutrientes são:

Iodo

Quando a quantidade de iodo ingerida não é suficiente, a tireóide não é capaz de produzir hormônios para cuja produção ela existe. Nós podemos encontrá-lo em frutos do mar, laticínios, peixes do mar, frutas e legumes.

Zinco

Se este mineral está faltando, T3, um hormônio que produz a tireóide, não pode alcançar o DNA. Por outro lado, este mineral ajuda o bom funcionamento da próstata, órgãos reprodutivos, fígado e cura. Nós o encontramos em nozes, em algas, em chocolate escuro, em ostras, em sementes de abóbora, em ovos e em leguminosas.

Selênio

Esse mineral cumpre a função de transformar T4 em T3, que é o próprio hormônio ativo da tireóide. O principal problema desse mineral é que, como ele vem de alimentos e muitos países não o têm como parte de seu solo, é essencial tomá-lo como suplemento de cápsula. Os alimentos que o possuem, desde que o solo do país o possua, são castanha-do-pará, alho, ovos, peixe azul, marisco, sementes de girassol e mostarda, pão de trigo integral e arroz integral.

Ferro
Deve estar presente para a glândula tireóide para sintetizar hormônios. Encontramos ferro em leguminosas, por isso é muito importante não coar a água depois de cozinhar. Portanto, é necessário usar a quantidade de água necessária, mas não mais, para cozinhar de acordo com a quantidade de leguminosas. Isso ocorre porque a maior parte do ferro permanece na água em que são cozidos. Outros alimentos com ferro são leite com ferro, marisco e espinafre.

Vitamina A
É a ponte entre o hormônio da tireóide e o DNA celular, que é exatamente onde o hormônio atua e exibe seu efeito completo. Sem vitamina A, não importa o quanto a tireóide faça a sua coisa, as células nunca descobrirão. Encontramos na gema, nas batatas doces, nos damascos, no pêssego, no melão, na abóbora, na manga e no mamão.

Capítulo 10

Plantas medicinais

Plantas medicinais benéficas

Existem certas plantas que são benéficas em relação aos problemas da tireóide. É sempre bom tê-los à mão para nos fazer um chá ou consumi-los da maneira que preferimos.

Plantas para aumentar o sistema imune

- **Echinacea:** fortalece o sistema imunológico e protege contra vírus e bactérias. Também alivia a dor e mata as infecções.
- **Astragalus Chinese:** proporciona equilíbrio no sistema nervoso, aumenta as defesas, promove um bom humor e restaura a vitalidade.
- **Gengibre:** tem excelentes poderes digestivos, é anti-inflamatório, anti-séptico e fortalece o sistema imunológico.
- **Açafrão**: é um antioxidante, por isso, inverte o efeito dos radicais livres, protegendo as células, é anti-câncer e fortalece o sistema imunológico.

Plantas que controlam o iodo

- **Óleo de prímula:** para tratar a queda de cabelo e regula o iodo.

- **Urtiga:** por ter um alto conteúdo de iodo, ajuda a fornecer quando está faltando.
- **Alcaçuz:** além de regular o iodo, estimula a produção de T4 e T3.
- **Linhaça:** mantém os níveis de iodo estáveis e coloca a tireóide para funcionar como deveria.

Plantas prejudiciais

Nem tudo na natureza é saúde e bem-estar. Certas plantas podem até matar. Hoje vamos nos concentrar naqueles que prejudicam a absorção de iodo (goitrogênios) e carcinógenos.

Plantas gipitrogênicas

Plantas gipitrogênicas são aquelas que impedem que o iodo seja assimilado. Portanto, não importa quanto seja consumido, eles liberam uma substância que atua como uma barreira entre o iodo e o organismo. Eles são muito prejudiciais para pessoas com hipotireoidismo. As plantas que têm essa característica são repolho e mandioca.

Plantas cancerígenas

Chá de Crotonflavens (Euphorbiaceae)

Descobriu-se que os nativos de Curaçao, que costumam beber esse chá, têm uma taxa de câncer de esôfago 11% maior que o resto do mundo.

Capítulo 11

Suplementos naturais

Alguns dos suplementos naturais comercializados por empresas como a Life para neutralizar os efeitos de uma tiróide que funciona mal são:

Purely Holistic: promove o bom funcionamento da glândula tireóide, regulando o nível de iodo. É muito benéfico para a circulação.
Vita Source Labs: seu principal ingrediente é o selênio, que desencadeia a produção de selenoproteína, um nutriente que as células precisam para funcionar adequadamente.
Adrenal Work: reduz o nível de ansiedade e ajuda a controlar o estresse. Restaura o funcionamento adequado das glândulas supra-renais e restaura a energia perdida.
Body Thyroid Support: contém magnésio e pimenta caiena, por isso acelera e regula a taxa metabólica. É muito útil na perda de peso.
Pure Encapsulations: restaura a função celular graças à contribuição de vitaminas e minerais necessários para um ótimo funcionamento.
Now Thyroid Energy: fornece iodo e tirosina, por isso favorece a síntese correta da glândula tireóide. Por outro lado, contém zinco, cobre e selênio, minerais que sustentam a função da tireóide.

Capítulo 12

Terapias alternativas

As técnicas alternativas são um conjunto de práticas voltadas para o combate a doenças e enfermidades, ativando certos pontos do corpo. Evite o caminho da medicina tradicional porque é considerado invasivo e cheio de efeitos colaterais que você acha que pode ser evitado.

Controle de estresse

- **Aumentar a vida social:** quanto mais amigos temos, mais instâncias de socialização temos. Eles treinam com eles o enfraquecimento do estresse, em grande parte porque paramos de pensar em nossos problemas por um tempo.
- **Aumentar o bom humor:** todos nós temos algo que nos faz rir, só temos que convidar esses elementos em nossas vidas e começar a levar a criança para dentro.
- **Esportes ou atividade física:** o esporte sempre agrega o valor agregado da motivação gerada pela competição. No entanto, você pode escolher qualquer atividade física que exija concentração e perseverança, como ioga, dança ou mesmo ginástica.

Evite jejuar
Enquanto o jejum é uma prática recomendada para purificar e desintoxicar o corpo, ele tem tantos efeitos colaterais que acaba sendo pior do que o dano que nos causa. Quando você tem hipertireoidismo, o jejum é especialmente contra-indicado.

Entre os efeitos colaterais que você pode ter, estão os seguintes:

- Dores musculares
- Dor nas costas aguda
- Retenção de líquido
- Hipoglicemia
- Dores de cabeça e enxaquecas
- Distúrbio do sono
- Descontrole eletrolítico

Terapias para a tristeza

- **Permita-se ficar triste**
- **Fale sobre seus sentimentos**
- **Elimine a sobrecarga de trabalho**
- **Procure por um novo hobby**
- **Encontre-se com velhos passatempos**
- **Pratique a resiliencia (saia de situações difíceis e traumáticas)**

Tópico IV

Síndrome de

Ovário Policístico

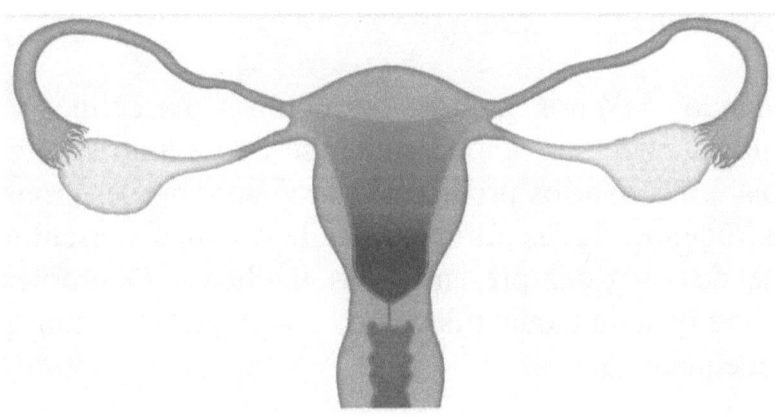

Capítulo 1

Conceito

A síndrome de ovário policístico (SOP) é uma doença hormonal muito freqüente nas mulheres na idade reprodutiva. Devido à presença de andrógenos altos no sangue (hormônios masculinas), os ovários não conseguem fazer uma ovulação com sucesso. Esse acontecimento causa que o óvulo matura fique presa no ovário, formando-se um cisto, ainda, nem sempre é dessa maneira.

Quando falamos sobre hormônios masculinos na mulher, podemos nos perguntar se isso é algo anormal, pois é. Os ovários produzem estrogênio, progesterona e andrógenos. Esses últimos são hormônios masculinos que devem estar presentes nas mulheres. O problema ocorre quando a quantidade que é segregada é maior que a adequada.

As glândulas supra-renais também são produtoras de andrógenos que regulam o ciclo menstrual e a ovulação. No entanto, o excesso deles tem o efeito oposto: em vez de desencadear a liberação dos óvulos, eles os retêm dentro do ovário. Isso produz, em alguns casos, o aumento dos ovários.

Felizmente, os ovários policísticos são notados através de uma série de sintomas irritantes, o que permite a detecção adequada da síndrome, para que possamos tratá-la adequadamente.

Devemos ter em conta que o aparecimento de um ou vários dos seus sintomas não é um sinal inequívoco desta doença, mas sim um exame físico realizado por um ginecologista ou por um endocrinologista que fará o diagnóstico.

Capítulo 2

Causas mais freqüentes

Entre as causas mais freqüentes para o desenvolvimento de ovários policísticos, são hereditários, relacionados a hábitos de vida e endócrinos.

Herança

Verificou-se que as filhas de pacientes com esta doença são altamente suscetíveis de sofrê-la. O mesmo acontece se houver um histórico familiar em geral.

Hábitos de vida

O sedentarismo é uma das causas que levam a essa síndrome. Depois de começar a se exercitar e perder peso, a doença é muito mais fácil de controlar. Da mesma forma, uma dieta carregada de alimentos prejudiciais, como açúcares e gorduras saturadas, pode causar doenças.

Causas endócrinas

Há um debate aberto sobre o que vem em primeiro lugar, se o ovário policístico ou problemas endócrinos. De qualquer forma, um deles pode estar nos alertando sobre a presença do outro, por isso é muito importante ter em mente que, se sofrermos de uma dessas doenças, pode ser que a outra esteja mascarada por trás dos sintomas da primeira. As causas endócrinas mais comuns são:

Hiperprolactinemia: A prolactina é um hormônio produzido na adeno-hipófise que regula o desenvolvimento das mamas e a produção de leite. Seu aumento acima dos níveis normais pode estar relacionado a anormalidades menstruais e síndrome dos ovários policísticos.

Hipotireoidismo: a glândula tireóide não produz hormônio T4 suficiente, então você perde a concentração, é mais sensível ao frio e qualquer atividade física causa fadiga, entre outros sintomas de vários tipos.

Doença de Cushing: é o crescimento da glândula pituitária exagerado, uma glândula localizada na base do cérebro. Diante disso, a glândula começa a secretar um excesso do hormônio adrenocorticotrófico.

Gigantismo ou acromegalia: são doenças que causam crescimento excessivo dos membros. O gigantismo ocorre antes que a epífise seja fechada, enquanto uma vez fechada, a doença que ocorre se houver crescimento desproporcional é acromegalia.

Resistência à insulina: é quando a insulina é produzida normalmente, mas o corpo não pode fazer bom uso dela, então os níveis de açúcar no sangue são sempre altos.

Capítulo 3

Sintomas comuns

Enquanto eles são irritantes e desagradáveis, os sintomas nos ajudam a perceber que algo estranho está acontecendo com o nosso corpo. O aparecimento de vários sintomas juntos e sem razão aparente, é conveniente consultar um médico para obter um diagnóstico. Os sintomas mais comuns dos ovários policísticos são:

Ganho de peso: é comum que, ao sofrer de ovários policísticos, haja um aumento de peso, apesar de não ter mudado a dieta, sendo muito difícil perder alguns gramas.

Acne: o aparecimento repentino de acne, especialmente na idade adulta, pode ser um indicador da doença. No caso da adolescência, pode ocorrer um agravamento da condição acneica.

Oligomenorreia: é quando o período menstrual ocorre com pouca freqüência.

Hirsutismo: ocorre quando ocorre crescimento de pêlos faciais e corporais, principalmente na região dorsal, ao redor do mamilo e no peito. Na adolescência, é normal que os pêlos pubianos apareçam e pode ser abundante dependendo da herança da mulher. No entanto, o hirsutismo refere-se ao aparecimento de pêlos em áreas masculinas (barba, abdômen).

Queda de cabelo: o cabelo cai em quantidades muito maiores do que o habitual.

Capítulo 4

Doenças associadas

Juntamente com a síndrome do ovário policístico, uma série de patologias fortemente ligadas à sua condição aparece. Entre eles, os mais comuns são:

Obesidade abdominal: enquanto o tecido adiposo se acumula na área do abdômen, os riscos de doença cardiovascular aumentam. SOP torna a perda dessa gordura extremamente difícil de alcançar.
Síndrome Metabólica: Esta patologia faz com que a gordura se acumule na área do peito, abdômen, costas e quadris. Sua relação com a SOP é porque ela causa resistência à insulina e, conseqüentemente, um aumento na produção de insulina para compensar o fato de que o corpo não pode usar o que está presente. Portanto, o açúcar no sangue se acumula e isso aumenta a presença de tecido adiposo.
Condição da mama fibrocística: acredita-se que uma alteração na produção de estrogênio e progesterona, hormônios sexuais, pode levar a essa condição. Embora seja irritante e doloroso, não é a causa de nenhuma outra patologia ou doença. Manifesta-se por nódulos, cistos e até pela presença de abscessos.

Capítulo 5

Conseqüências ao longo prazo

Além das conseqüências momentâneas, a síndrome do ovário policístico está associada a certas patologias que ocorrem e permanecem indeterminadas em nosso corpo. Os mais comuns são:

Infertilidade anovulatória: mulheres com ovários policísticos geralmente sofrem de infertilidade pertencente ao grupo 2, o que está relacionado à falha do hipotálamo. Uma maneira natural de fugir da infertilidade devido aos ovários policísticos é eliminar o consumo de gorduras animais saturadas e aumentar o consumo de frutas e vegetais.

Diabetes: é devido à resistência à insulina gerada pela SOP, que é o prelúdio quase definitivo do diabetes. Recomenda-se o consumo de linhaça para contrabalançar os efeitos dos ovários policísticos, pois este componente diminui a presença de andrógenos e auxilia na fusão entre testosterona e globulina, que protege o organismo dos efeitos dessa doença.

Doença cardíaca isquêmica: uma SOP mal tratada no nível fisiológico aumenta a possibilidade de doenças cardiovasculares, uma vez que a presença de lipídios no sangue é descontrolada. Esse tipo de doença cardíaca coronária é caracterizada por arteriosclerose nas artérias ligadas ao coração. Esta doença pode levar ao infarto do miocárdio. O consumo de frutas e hortaliças, a redução de álcool e exercícios físicos são as melhores formas de prevenir e reverter a doença isquêmica do coração.

Câncer de útero: Mulheres que sofrem SOP têm maiores riscos de desenvolver esse tipo de câncer. Existem muitos tipos de câncer uterino, sendo o mais comum nesses pacientes o câncer de endométrio.

Intolerância ao glúten: Nesse caso, recomenda-se permanecer muito atento à intolerância ao glúten, já que uma pequena manifestação do organismo contra esse nutriente pode indicar que ele está sendo rejeitado, e persistir no seu consumo pode nos levar a sofrer de ovários policísticos.

Capítulo 6

Tratamentos

Medicamentos para o tratamento do SOP

N o tratamento da SOP, as medidas concentram-se nas condições do paciente e na sua vontade em relação à sua fertilidade. Combinações de medidas não farmacológicas, como dieta e exercício, são geralmente usadas, juntamente com medicações que atuarão sobre as diferentes causas que causam a SOP. **Contraceptivos hormonais e medicamentos de resistência à insulina podem ser usados.**

O primeiro passo do tratamento será um período de 3 a 6 meses sob uma dieta, combinada com exercícios aeróbicos para perder peso. Então, no segundo estágio, os medicamentos são introduzidos. São utilizados medicamentos sensibilizadores da insulina, como a **metformina**, que, por seu mecanismo de ação, melhoram as alterações hormonais e metabólicas da SOP.

Os contraceptivos hormonais são preparações de estrógenos e progestagenos que procuram regular as alterações hormonais do ciclo feminino na SOP, geralmente são utilizados contraceptivos de efeito antiandrogênico, ou seja, bloqueiam a ação dos hormônios masculinizantes, que são aumentados na

SOP. Isso melhora os sintomas, como o hirsutismo e o excesso de pêlos. Alguns destes medicamentos são: **Acetato de Ciproterona, Acetato de Clormadinona, Dinogest, Drospirenona**.

Para as mulheres que têm desejo reprodutivo, uma droga chamada **Clomiphene**, cuja função é estimular a ovulação, é incluída no tratamento, pode ser usada, sozinha ou em combinação com a metformina. Esses pacientes também podem precisar de aconselhamento especializado em fertilização.

Alguns efeitos colaterais da medicação são: alterações do ciclo menstrual e alterações do metabolismo, sintomas gastrintestinais como náuseas, vômitos, diarréia, hipotensão e tontura.

Tratamentos de Fertilidade

A fertilização in vitro é uma alternativa para a infertilidade devido à SOP. Os ovos usados podem ser da mesma mulher que vai ser mãe ou doadora. O mesmo vale para o esperma. Outra opção é a mãe de aluguel, que empresta o útero para a gravidez.

A complicação que pode surgir na fertilização assistida é a gravidez múltipla. Mas também pode ser evitado colocando uma quantidade menor de embriões para a futura mãe.

Cirurgia de Ovários

Existem dois tipos de cirurgias ovarianas preventivas. Um deles é a laparoscopia e o outro é abdominal. A cirurgia laparoscópica é realizada sob anestesia local e os ovários são removidos através de uma incisão no umbigo que permite a entrada de um tubo. Dura no máximo uma hora e meia. A remoção abdominal é feita sob anestesia geral, o corte do biquíni é realizado para realizá-lo e pode durar duas horas.

As vantagens oferecidas por essas cirurgias é a eliminação de problemas relacionados aos ovários policísticos. Quanto às desvantagens, estas podem incluir infecções, hemorragias, obstrução intestinal, formação de tecido cicatricial e possíveis lesões nos órgãos internos. Naturalmente, a infertilidade ao longo da vida é a conseqüência mais direta.

Capítulo 7

Atividade física

A importância da realização do exercício físico quando sofre de síndrome do ovário policístico, é que, além de ajudar no controle do peso corporal, que pode ter aumentado de forma excessiva após a doença, o exercício físico regular melhora a função reprodutiva. Portanto, trata uma das doenças associadas à síndrome.

Benefícios das rotinas combinadas de cardio, resistência, elasticidade e flexibilidade

Recomenda-se que as mulheres que sofrem desta síndrome façam um mínimo de duas horas e meia de exercício físico aeróbico semanal. A intensidade irá variar conforme o corpo se torna mais treinado e desenvolve sua capacidade pulmonar ao máximo. A recomendação é fazer o mais intensamente possível.

Esse tempo deve ser dividido em sessões de no mínimo trinta minutos e no máximo quarenta e cinco.

A ginástica aquática é especialmente recomendada para essas mulheres, assim como para a Zumba, já que ajuda a melhorar o humor.

Pelo menos duas vezes por semana, uma rotina de peso deve ser realizada cobrindo todos os grupos musculares.

Portanto, a sessão de cocô não deve durar menos de uma hora. Quando o músculo é desenvolvido, mais calorias são queimadas no processo e, curiosamente, em repouso. Portanto, quando você está assistindo televisão tranquilamente em sua casa, e você desenvolveu músculos, você está queimando calorias.

Finalmente, a elasticidade e a flexibilidade ajudarão o exercício de musculação a não prejudicar nos dias seguintes à sua conclusão, bem como serão fundamentais para melhorar a qualidade dos nossos movimentos. Graças a isso, o exercício será mais eficaz a cada dia. Para tornar isso possível, é necessário alongar cada músculo trabalhado por um mínimo de vinte segundos após as sessões de fisiculturismo e aeróbica (embora neles os músculos não sejam trabalhados de uma maneira específica, eles são trabalhados de forma global), bem como também realiza atividades físicas especialmente desenhadas para ganhar flexibilidade, como balé, yoga, pilates e alongamento.

Capítulo 8

Medidas dietéticas

Comer uma dieta saudável é a chave para que certas doenças associadas à SOP não apareçam. Porque esta síndrome faz com que os níveis de açúcar no sangue permaneçam altos, isso pode levar a diabetes e excesso de peso. No entanto, pela correta seleção de alimentos, ambos os problemas podem ser evitados.

Os carboidratos são o eixo em torno do qual tudo deve circular. Não podemos nos livrar deles, mesmo sabendo que eles são responsáveis por elevar o açúcar no sangue. É por isso que devemos saber quais escolher. Nem todos os carboidratos são os mesmos, mas alguns têm mais impacto sobre o aumento do açúcar no sangue. É então necessário aprender a escolher da maneira certa.

Os carboidratos mais adequados para mulheres que sofrem de SOP são:

- **Frutas frescas**
- **Vegetais frescos com baixo conteúdo de amido**
- **Cereais de grão inteiro**
- **Cereais com alto conteúdo de fibra** (5 gramas de fibra por porção no mínimo)
- **Iogurte sem açúcar**

Os alimentos que têm que ser evitados são:

- **Vegetais com alto conteúdo de amido**
- **Açúcares refinados**
- **Cereais refinados** (farinha branca, arroz branco)
- **Alimentos açucarados** (bolachas, biscoitos)

Dieta hipocalórica

A dieta hipocalórica aparece como uma opção para manter nosso peso dentro dos parâmetros normais. No entanto, envolver-se em tal dieta exige que conheçamos muito o nosso corpo.

Primeiro, a definição de uma dieta hipocalórica deve ser alimentada de tal forma que as calorias consumidas diariamente sejam menores do que as que gastamos. Parece simples, mas não é. Para o propósito de não incorrer em uma dieta deficitária, devemos primeiro descobrir quantas calorias nosso corpo gasta no início, ou seja, sem fazer nada além de permanecer vivo. Para isso, devemos adicionar aqueles que gastamos de acordo com o exercício que fazemos.

Com base no fato de que descobrir o gasto metabólico basal depende de vários fatores, como a altura, a idade e a velocidade do nosso metabolismo, podemos perceber que descobrir não é fácil.

Uma maneira de fazer isso é através da equação de Harris – Benedict:

Homem: 66,473 + (13,751 x peso em kilos) + (5,0033 x altura em centímetros) – (6,7550 x idade em anos)

Mulher: 655,1 + (9,463 x peso em kilos) + (1,8 x altura em centímetros) – (4,6756 x idade em anos)

Mas lembre-se de que você precisa adicionar a despesa derivada da atividade física que praticamos.

Uma maneira de evitar o efeito rebote dessas dietas não é diminuir as calorias que consumimos para menos de 300 kcal daquelas que gastamos.

Por outro lado, se temos que falar sobre o efeito "rebote", não estamos no plano alimentar adequado. É por isso que é altamente preferível ter uma dieta saudável, em vez de incorrer em dietas que nos levam a perder peso drasticamente, mas que não são sustentáveis ao longo do tempo.

Dieta para o acne

A acne é outro efeito colateral da SOP. Para combatê-lo com a dieta, a primeira coisa que temos para fazer é eliminar as gorduras saturadas da nossa dieta e substituí-las por gorduras ômega 3. Por exemplo, tanto a manteiga quanto o chocolate são contra-indicados. Em lugar disso, aqui está uma lista de alimentos altamente recomendados para evitar a formação de granito:

- Atum
- Salmão
- Sementes de chia
- Frutos secos
- Vegetais verdes
- Brócolis
- Cenoura
- Iogurte
- Água
- Abacate
- Alho
- Cúrcuma

Dieta para o hiperandrogenismo

Quando sofremos de hiperandrogenismo, o que devemos fazer é reduzir os níveis de testosterona, algo que a dieta pode afetar muito. Os alimentos que nos ajudarão nesse aspecto são:

- Amêndoas
- Porcas
- Farinha de Linhaça
- Linhaça
- Alcaçuz

- Hortelã-pimenta
- Hortelã
- Atum
- Salmão
- Arenque
- Sardinhas
- Cavala

O que comer segundo o índice glicêmico

Como o açúcar no sangue é um problema sério para as mulheres com SOP, é mais conveniente escolher alimentos que tenham um baixo IG (índice glicêmico), ou seja, não causem aumento dos níveis de açúcar no sangue. Exemplos desses alimentos são:

- **Legumes**
- **Vegetais sem amido**
- **Pão de grãos integrais** (de cevada, de centeio, de trigo integral)
- **Arroz integral**
- **Arroz branco instantâneo de grão longo**

Preparações mais recomendadas

A maneira como preparamos os alimentos também afeta o índice glicêmico. Algumas recomendações são:

- Frutos secos crus
- Frutos não muito maduros

- Coma frutas ao invés de beber apenas seu suco
- Coma batatas assadas em vez de purê de batatas
- Escolha pão integral moído com pedra em vez de apenas trigo integral
- Não cozinhe de mais comida
- Macarrão ao dente (nunca passar)

Se vamos escolher alimentos com alto índice glicêmico, devemos combiná-los em uma proporção de um a cinco com outros alimentos com baixo índice glicêmico.

Exemplos de Cardápios

Aqui estão alguns exemplos para criar menus adequados para mulheres com SOP:

Café da manhã: duas fatias de pão de trigo integral moído com manteiga de amendoim e um copo de leite de cacau.
Almoço: ravióli de agrião com molho de tomate fresco e uma sobremesa.
Snack: duas bolachas de arroz com geléia de mirtilo sem adição de açúcar e uma xícara de iogurte desnatado.
Jantar: arroz integral com atum e meia pimenta de cada cor. Creme de baunilha caseira sobremesa.

Receitas culinárias atraentes e saudáveis

Brócolis gratinado com queijo cheddar e ovo

Ingredientes

- ½ quilo de brócolis
- ¼ litro de molho bechamel
- 2 ovos cozidos
- 200 gramas de queijo cheddar
- Pimenta caiena
- Cúrcuma

Primeiro, ferver o brócolis por dez minutos. Preparar os ovos cozidos e o molho bechamel com uma colher de sopa de amido de milho e um quarto de litro de leite. Colocar o brócolis em uma assadeira, colocar os ovos fatiados por cima, cubra-os com o molho bechamel e coloque o queijo cheddar ralado por cima.

Levar ao forno pré-aquecido a 180º C, cozinhar por 15 minutos e gratinado (desligue o fundo do forno) por mais 5 minutos, depois servir quente.

Salada de salmão e nozes

Ingredientes

1 fatia de salmão defumado
1 tomate pelado
Folhas de rúcula
Folhas de alface
10 nozes
Óleo de oliva

Descasque o tomate sem escaldá-lo, corte as folhas de rúcula e alface em tiras e corte as nozes ao meio. Arrume tudo em uma tigela e polvilhe com azeite. Sirva frio ou natural.

Capítulo 9

Vitaminas e minerais

Certos nutrientes essenciais previnem e ajudam a curar a SOP. Certifique-se de incluí-los em sua dieta diária.

Vitaminas

- Vitamina A
- Vitamina C
- Vitamina D
- Inositol (vitamina do complexo B)

Minerais

- Chrome
- Zinco

Alimentos com vitamina A

- Laticínios
- Ovos
- Manga
- Repolho
- Espinafre
- Brócolis

- Cenoura
- Legumes
- Peixe

Alimentos com vitamina C

- Citrus
- Abacaxi
- Mamão
- Manga
- Melão
- Melancia
- Pimentões vermelhos e verdes
- Tomates
- Batata
- Batata doce

Alimentos com vitamina D

- Cogumelos
- Salmão
- Atum
- Cavala
- Queijo
- Ovo

Alimentos com Inositol

- Banana da terra

- Cereais
- Arroz integral
- Aveia
- Feijão
- Citrus
- Trigo
- Uvas e ameixas

Alimentos com chrome

- Cebola
- Fermento de cerveja
- Cereais integrais
- Tomates
- Frutas

Alimentos com zinco
- Ovos
- Ostras
- Amêijoas
- Avelãs
- Amêndoas
- Queijo
- Aveia

Capítulo 10

Plantas medicinais

Plantas medicinais benéficas

Na natureza são os compostos que ajudam a regular nosso metabolismo e sistema endócrino. No caso dos ovários policísticos, precisamos encontrar plantas que reduzam a testosterona, regulem o ciclo menstrual, aumentem a fertilidade e melhorem a resistência à insulina.

Plantas para baixar a testosterona

- Hortelã
- Hortelã-pimenta
- Sábio
- Ruda cabruna
- Alcaçuz

Plantas para o controle da menstruarão

- Gengibre
- Verbena
- Camomila
- Sábio

- Alecrim

Plantas para melhorar a fertilidade

- Urtiga
- Dente de leão
- Aveia selvagem
- Inhame selvagem
- Dong quai
- Chasteberry
- Chá verde

Plantas para melhorar a resistência à insulina

- Maracujá
- Camomila
- Flor de laranjeira
- Melisa
- Dente de leão
- Alcachofra
- Poleo
- Anis verde
- Maria Luisa

Capítulo 11

Suplementos naturais

Empresas como a Life dedicam-se a pesquisar como reunir os melhores suplementos naturais e encapsulá-los para que você possa lidar com os sintomas dos ovários policísticos. Os mais proeminentes são:

- **My Ova Myo-plus:** Graças à presença de mioinositol, o equilíbrio do humor é alcançado, os níveis de glicose no sangue são estabilizados e o ciclo menstrual é regulado. Por sua vez, restaura a dinâmica hormonal correta e faz com que os ovários funcionem corretamente.

- **PCOS Cápsulas:** regula o ciclo menstrual, reduz os pêlos faciais e corporais quando é excessivo devido ao excesso de testosterona e previne o diabetes. É composto de mais de 10 vitaminas essenciais para combater os sintomas da SOP e os minerais que cumprem a mesma função. Após seis semanas de consumo diário, o humor muda completamente.

- **Soria Natural Melatonina:** Como o nome indica, este suplemento é feito de melatonina, um hormônio que é secretado durante o sono e regula a ovulação. Reparar o dano oxidativo dentro do óvulo, melhorar os níveis de progesterona e melhorar a qualidade do receptor.

- **Simply Supplement ácido fólico:** Este nutriente previne e retarda a oxidação dos óvulos, por isso é muito benéfico melhorar a fertilidade.

Capítulo 12

Terapias alternativas

Afastando-se de tudo relacionado à medicina tradicional, encontramos terapias alternativas para combater doenças e doenças associadas aos ovários policísticos.

Para o Acne

- **Fitoterapia:** envolve o uso de plantas e ervas para curar e prevenir condições de saúde.
- **Mesoterapia:** consiste na aplicação de micro injeções subcutâneas, que contêm vitaminas, minerais e aminoácidos que combatem as causas da acne.
- **Homeopatia:** baseia-se no fornecimento de produtos dermocosméticos, dietas ou antibióticos, que são criados no consultório homeopático para combater as diferentes causas da acne.

Para o Hirsutismo

- **Ervas:** você tem que fazer um chá com uma colher de chá de erva para cada quarto de litro de água. As ervas indicadas são: cohosh preto, saw palmetto, casta árvore e chá de menta.
- **Glicerina:** Extrato de glicerina combate a aparência do excesso de pêlos no corpo.

- **Acupuntura:** pequenas agulhas são colocadas em pontos estratégicos do corpo para inibir o crescimento do cabelo.

Para a Fertilidade

- **Acupuntura**
- **Reflexologia**
- **Hipnose**
- **Homeopatia**

Para o Controle do peso

- **Acupuntura:** quando a membrana da pele se rompe, a produção de endorfinas é desencadeada, de modo que o apetite é reduzido de forma imediata e duradoura.
- **Acupressão:** a pressão em diferentes partes do corpo também reduz a sensação de fome, especialmente aquela produzida apenas pela ansiedade.
- **Hipnose:** leva você a projetar a nova imagem de você, aquela que você gostaria de ver todos os dias no espelho. Portanto, quando você deixa o transe, você está pronto para fazer o que for preciso para obtê-lo.
- **Reflexologia:** áreas específicas da sola do pé são pressionadas para estimular os órgãos responsáveis pela supressão do apetite.

Tópico V

Menopausa e Andropausa

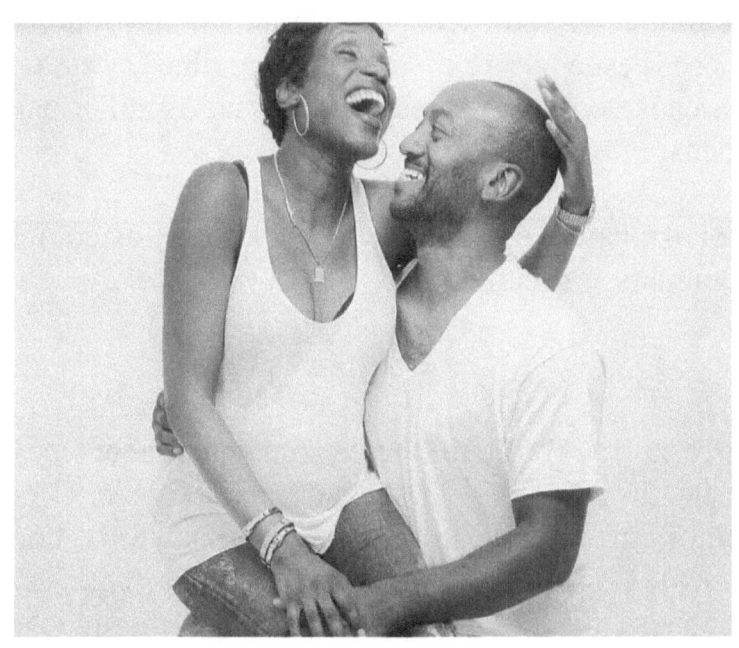

Capítulo 1

Conceito

Esse período da vida acontece no homem e a mulher de mediana idade. É uma mudança permanente e irreversível que é conseqüência dos anos, o seu resultado e a parada da função reprodutiva da mulher e a diminuição da função sexual no homem.

Esse momento pode acontecer durante muitos anos, pois começa desde a pré-menopausa (mulher), passa pela menopausa e vai até a pós-menopausa; é similar para os homens.

As mudanças que existem são biológicas, psicológicas, emocionais, e sociais.

Os tipos

Andropausa (homem): essa mudança acontece nos homens ao redor dos cinqüenta anos de idade. O corpo diminui sua produção de testosterona e o homem começa a ter sintomas parecidos a aqueles da menopausa na mulher. Por exemplo, a diminuição da libido, menor capacidade intelectual e diminuição da energia vital.

Menopausa (mulher): é chamada de menopausa a mudança que ocorre na mulher desde a pré-menopausa até a pós-menopausa. Porém, a menopausa é só um período de todo esse tempo, com já foi falado. Começa também ao redor dos cinqüenta anos.

A menopausa é o termo usado também para falar da última menstruacão da mulher. Essa acontece nessa fase da vida, mas não é nem o começo nem o final desse estágio. A menopausa acontece por causa do que os ovários param de produzir hormônios sexuais femininas, a diferença do que acontece no homem, na mulher a menopausa é o final da capacidade reprodutiva. Outras mudanças são conseqüência da ausência dos estrogênios e da progesterona, os órgãos que precisam deles se comprometem. Por isso, algumas vezes é aconselhada a substituição deles com hormônios sintéticos.

Menopausa precoce: essa é quando acontece na faixa etária entre os quarenta e os quarenta e sete anos de idade. Não necessariamente traz conseqüências para a saúde, ainda pode ser considerada como em uma idade esperável.

Também se chama de menopausa precoce quando acontece antes dos quarenta anos. A causa pode ser a mesma que na menopausa normal, ou outra como conseqüência de uma cirurgia de remoção dos ovários, quimioterapia ou radioterapia na pélvis. Os aspectos genéticos também podem afetar. Não necessariamente é um problema, mas algumas vezes é preciso realizar exames para conhecer a causa. Deve se considerar que essa situação não indica que a mulher não vai ficar grávida, pois ainda no começo desse período o risco de engravidar por liberação irregular dos óvulos é possível, logo, a mulher deve continuar com a medicação anticoncepção até que o médico o decida.

Capítulo 2

Causas mais freqüente

Dentro dos fatores que estão associados à menopausa/andropausa precoce estão o componente da genética, o estilo de vida e as causas endócrinas.

Genética

Quando existem casos familiares de menopausa precoce, é provável que a mulher também a tenha.

Estilo de vida

Fumar não só diminui os anos da vida, também pode ser uma causa de que a menopausa/andropausa aconteça mais cedo. Aliás, a pessoa que fuma experimenta os sintomas desse período com maior intensidade.

Causas endócrinas

As doenças endócrinas estão conectadas à menopausa/andropausa precoce, pois dependem igualmente da presença dos hormônios. As mais relacionadas com esse problema são:

- **Resistência à insulina**

- **Ovários policísticos**
- **Hipotireoidismo**
- **Doença de Cushing**
- **Hipogonadismo**
- **Gigantismo o acromegalia**

Causas médicas

Existem alguns procedimentos médicos que estão relacionados com menopausa precoce. Esses são:

Quimioterapia ou radiação pélvica: os tratamentos para o câncer podem afetar a estrutura do ovário e fazer que esses parem de produzir óvulos, temporal ou definitivamente.

Cirurgia para remoção de útero: também conhecida como histerectomia, é uma cirurgia que leva a remoção de útero que esta associada com a aparição precoce da menopausa.

Cirurgia para remoção de ovários: os ovários podem se remover juntamente com o útero, nesse caso o efeito é imediato. Os níveis de hormônios diminuem rapidamente logo dessa cirurgia; a menstruação para e a menopausa precoce acontece.

Capítulo 3

Sintomas mais comuns

O homem e a mulher são diferentes, sua forma de viver esse período, seja ele precoce ou normal, também é diferente. Cada um vai sofrer sintomas que, ainda que possam ter uma relação, são diferentes.

Sintomas comuns no homem
- Desmotivação
- Perda da energia e fadiga
- Perda da força muscular
- Sono mais freqüente
- Perda do cabelo

Sintomas comuns na mulher
- Problemas da menstruarão
- Sufoco
- Insônia
- Fadiga
- Depressão
- Irritabilidade

É possível para os homens ter ansiedade e choro espontâneo, porém esses sintomas afetivos e psicológicos são mais comuns nas mulheres.

Capítulo 4

Doenças associadas

As doenças relacionadas com o período da menopausa / andropausa são:

Obesidade: o metabolismo é mais lento, a pessoa ganha massa corporal. É devido à diminuição do estrogênio e também ao menor esforço físico pela idade.
Hipertensão: com o aumento da massa do corpo, o coração deve trabalhar mais para bombear sangue a todos os órgãos.
Dislipidemias: a diminuição dos estrogênios faz que o sangue não seja depurado das gorduras corretamente, então e favorecida a acumulação de gorduras no corpo.
Diabetes: os estrogênios têm funções importantes dentro do sistema endócrino, ajudam no controle dos níveis de glicemia e protegem aos vasos sanguíneos do dano. Quando esses diminuem no organismo, pode se desenvolver resistência à insulina e diabetes.
Hipotireoidismo: por causa das mudanças nos hormônios, a tireóide começa a falhar na sua função.
Distúrbios do humor: as mudanças nos hormônios afetam direitamente a psicologia. Por isso, é comum estar em um momento triste e logo depois de risada. Esses sintomas se não são tratados, podem levar a distúrbios do humor (depressão e ansiedade).

Capítulo 5

Conseqüências

Osteoporose: na menopausa/ andropausa existe uma grande perda óssea que representa um maior risco de quedas e fraturas. Porém, existem tratamentos naturais que podem ajudar no manejo e melhorar a qualidade de vida. Primeiro, fazer exercício é altamente recomendável; pode ser um tipo de exercício de baixo impacto, tipo ginástico localizada. Esse tipo de exercício ajuda no aumento do músculo e protege a massa óssea. Para obter cálcio, recentemente tem sido recomendada uma dieta vegan. Alguns legumes contêm muito mais cálcio do que a leite ou os lacticínios. O café também precisa ser diminuído, pois favorece a eliminação do cálcio pela urina.

Doença cardíaca isquêmica: o comprometimento e a obstrução das artérias coronarianas podem ser manejados com técnicas naturais. É recomendável o exercício aeróbico e evitar o sedentarismo. Depois de dois meses de um treinamento adequado é possível ver melhoras no funcionamento cardiovascular.

Infertilidade: a infertilidade é total para a mulher, enquanto para o homem só tem uma diminuição da sua função sexual. São conseqüências direitas da menopausa/ andropausa e são irreversíveis. Na mulher, a produção dos óvulos para, e a fertilidade acaba.

Disfunção sexual: a perda da força sexual e da libido pode ser tratada com melhoras na alimentação e exercício, essas medidas fornecem uma boa irrigação aos órgãos sexuais. Alguns alimentos recomendados são cebola, camarão e gengibre.

Depressão: as mudanças nos níveis dos hormônios afetam a psicologia do homem e da mulher. Porém, existem medidas que podem ser tomadas para tratar esses efeitos, principalmente a tristeza e a depressão. Praticar um deporte, por exemplo, ou fazer novos amigos, e manter contato com aqueles que já temos, assim também tomar banhos de sol, são medidas simples e úteis.

Capítulo 6

Tratamentos

Medicamentos

Terapia de reposição hormonal na Andropausa:

Na andropausa, os sintomas principais são por causa da diminuição dos níveis de testosterona, o hormônio masculino. Quando esse hormônio está baixo no sangue, os sintomas são principalmente queixas sobre a função sexual. A terapia de reposição hormonal nesse caso vai ser a administração de testosterona ou análogos dela, para melhorar os níveis do hormônio e a função masculina. Atualmente estão disponíveis os seguintes compostos:

- **Ésteres de testosterona** (enantato de testosterona): trata-se de uma preparação oleosa para administração intramuscular a cada 21 dias, na medida em que é lentamente absorvida.
- **Undecanoato de testosterona**: também é um dos ésteres de testosterona, mas sua administração é por via oral, várias vezes ao dia porque o seu metabolismo é mais rápido. Existem preparados de absorção mais lenta, disponíveis em injeções.
- **Testosterona transdérmica:** esse tipo de testosterona é administrado diretamente na pele

em géis ou adesivos. Os géis são preferidos para aplicar nas axilas, ombros e abdômen, no inicio da manha, e se deve esperar pelo menos 6 horas para molhá-la. É um tratamento que permite a liberação constante de testosterona desde a pele ao sangue, recomendado nos pacientes com mais de 40 anos.

A testosterona tem que ser administrada com precaução, pois entre seus efeitos colaterais estão problemas cardíacos e doenças de próstata.

Terapia de reposição na Menopausa:

O tratamento na menopausa vai depender dos sintomas que tenha a paciente. Se esses sintomas não forem incômodos para ela, sem prejuízo da qualidade de vida, a terapia precisa de medida não farmacológicas tais como: promoção de uma dieta saudável, sem gorduras nem sal, fazer exercício físico de tipo aeróbico, ciclismo, regularmente, evitar hábitos de tipo fumar ou beber álcool, e também o café em excesso, assim também é importante o controle e tratamento outras doenças como hipertensão, e fazer exames regularmente para o diagnostico de osteoporose, câncer de mama e outras. Além, é muito importante manter uma atitude positiva.

Quando os sintomas forem molestos para a paciente, logo então é recomendada uma terapia de reposição hormonal, que deve começar com a dose mínima efetiva e destinada ao tratamento dos sintomas vasomotores (ondas de calor), os sintomas urogenitais (vaginite, inflamação, coceira) causados pelo déficit dos estrogênios.

A terapia com estrogênios é recomendada nas mulheres antes dos 60 anos, durante um tempo corto, pois durante períodos maiores tem risco de câncer de mama e útero. As combinações utilizadas são:

- **Só Estrogênios**: diminui os sintomas da dor, sessão térmica, coceira, vaginite, e ajudam no tratamento da osteoporose.
- **Estrogênios e progestágenos**: têm os mesmos efeitos descritos para as preparações só de estrogênios. Os progestágenos são usados na combinação quando a mulher não foi, são para diminuir a ação do excesso de estrogênios.
- **Tibolona**: É um medicamento que dentro do corpo é transformado em derivados de estrogênio. É usado para tratar os sintomas pelo déficit de hormônios na menopausa, tais como sudoração, ondas de calor, alteração na libido, estado de humor.

Entre os possíveis efeitos colaterais podemos encontrar alterações visuais, coceira, vômito, edema, ganância de peso, aumento do risco cardiovascular, dislipidemia e maior risco de obstrução venosa (trombose).

Cirurgias

Recentemente existe uma grande popularidade pelas cirurgias para tratar os efeitos da menopausa. Entre essas estão:

Estéticas: no corpo cai a produção de colágeno, por isso a pele fica fraca e desvitalizada. Para o tratamento existem cirurgias de rejuvenescimento da face e do pescoço. Usam técnicas de levantamento ou injeções para dar firmeza à pele.

Implantes de cabelo: os homens perdem grande quantidade de cabelo, são eles os usuários que solicitam mais esse tratamento. Faz-se um implante de cabelo das zonas da cabeça que tem muito para as que não têm. É usada anestesia local. Algumas complicações desse tratamento são infecções, e piora da calvície.

Genitais: nesse caso a cirurgia tem um objetivo estético e funcional. O aspecto dos genitais melhora na vista, mas também pode ajudar nos casos de incontinência urinaria. Ajudam a melhorar a auto-estima graças a uma melhora na estética. Os homens podem se fizer múltiplas cirurgias desse tipo. Os benefícios são a melhora da função sexual, mas os riscos podem acontecer com os efeitos opostos, a perdida da sensibilidade dos genitais por lesão dos nervos nessa região.

Capítulo 7

Atividade física

Cada estágio da vida tem seus encantos e desafios. As boas novas sobre o exercício são que ele é bom para todos esses estágios. Só precisa ser cuidadoso ao momento da escolha do tipo de exercício para que seja o adequado em cada estágio. A menopausa/andropausa vem com limitações na hora de fazer muitos exercícios, por isso, a melhor maneira é adaptá-lo a nosso momento da vida.

Para que o exercício seja efetivo permanentemente, ele tem que ser praticado todos os dias, cinco dias por semana, durante 45 minutos.

Possibilidades de mobilidade

Devido a que a velocidade de resposta do corpo diminui, é bom fazer exercícios ao ritmo particular de cada pessoa. Alguns exemplos são:

- Caminhada
- Natação
- Dança
- Ginástica
- Bicicleta fixa
- Levantamento de pesos

- Exercícios abdominais
-

Complicações e doenças associadas

As próprias doenças da menopausa podem significar um impedimento para fazer exercício físico. Entre essas estão:

- Osteoporose
- Ondas de calor
- Insônia

Levar em consideração esses fatores ajuda a tomar precaução na hora de fazer exercício. No primeiro lugar, a osteoporose pode causar fraturas nos ossos, por isso, o exercício aeróbico deve ser de moderada intensidade. Para evitar as ondas de calor devemos usar a roupa apropriada. A crença de do que muita roupa vai fazer suar mais e com isso emagrecer e totalmente falsa. Essa conduta só faz mais difícil continuar com o exercício. Também é importante que sempre esteja hidratado e que beba suficiente água. O melhor momento para fazer exercício é à noite, sem bebidas energéticas, só água é suficiente.

Benefícios das rotinas mistas de cardio, musculação, elasticidade e flexibilidade

O exercício é uma prática integral, por isso precisa dos quatro tipos principais. O tipo aeróbico deve ser praticado diariamente, assim também elasticidade e flexibilidade, enquanto a musculação é suficiente com duas vezes por semana. Essa pratica requer o levantamento de pesos por isso o corpo tem que descansar.

Os benefícios da atividade física nesse momento da vida são muitos:

- **Melhorar o estado do humor e a auto-estima**
- **Aumentar a agilidade e a coordenação** (também a coordenação cerebral)
- **Ajudar a dormir melhor**
- **Aumentar a capacidade do pulmão**
- **Manter o peso corporal em equilíbrio**
- **Melhorar a saúde da pele**
- **Melhorar a função do intestino**
- **Prevenir doenças cardíacas**
- **Prevenir a osteoporose**

Capítulo 8

Medidas dietéticas

As medidas dietéticas durante a menopausa/andropausa nos ajudam na prevenção de doenças, alivio dos sintomas e melhoram o estado de humor das pessoas.

Afrodisíacos

Os afrodisíacos têm a função de aumentar a libido das pessoas que a perderam por causas físicas ou problemas de humor. São muito efetivos, porém, deve levar se em consideração que não são substitutos do amor. Sem ter amor, pouco vai ser o efeito deles. Os mais comuns são:

- **Maca andina**
- **Ginseng**
- **Café**
- **Chocolate (com cacau)**
- **Datas**
- **Porcas**
- **Açafrão**
- **Geléia real**
- **Hortelã**

Dieta saudável

A dieta saudável não precisa ter poucos carboidratos ou poucas calorias, mas precisa ter todo na quantidade adequada. As características de uma dieta boa são:

- **Carboidratos**: somam energia
- **Proteínas:** aumenta a massa muscular e a reparação dos tecidos
- **Gorduras insaturadas e poli insaturadas:** algumas trabalham como transporte das vitaminas e limpam o sangue do colesterol.
- **Vitaminas e minerais:** ajudam na função dos sistemas do nosso corpo.

Dietas para estar mais novo

Essas dietas contêm antioxidantes naturais que apagam os efeitos dos radicais livres. Esses antioxidantes estão nas seguintes comidas:

- **Laranja**
- **Manga**
- **Cenoura**
- **Abobrinha**
- **Batata doce**
- **Abóbora**
- **Brócolis**
- **Frutos secos**

- Sementes
- Espinafre
- Couve
- Vegetais verdes
- Leite
- Manteiga
- Ovos
- Toranja rosa
- Tomates
- Melancia
- Cereais
- Papaias
- Morango
- Peixe
- Pão integral
- Kiwis

Fitos-hormônios naturais

Elas são uma opção cada vez mais aceitada na terapia de reposição hormonal devido que essa última está relacionada com grande risco de câncer. As fitos-hormônios são hormônios vegetais que tem uma função parecida aos estrogênios e a testosterona, cuja produção para durante a menopausa/andropausa, por isso não fazem suas funções nosso corpo. Nós podemos encontrar as fitos-hormônios em:

- Soja

- **Cereais**
- **Bagas Schisandra**
- **Chá verde**
- **Lúpulo**

Preparações mais recomendadas

A maneira de cozinhar as refeições é fundamental para aproveitar melhor seus nutrientes. Alguns conselhos para ter a máxima vantagem são:

- Escolher frutas e legumes da temporada
- Só cozinhar com a quantidade de água justa que vai precisar
- Cozinhar ao dente
- Cortar os ralar as frutas e vegetais na mesma hora de comer

Exemplos de cardápios

Café-da-manhã: pão de grãos integrais com queijo e um copo de iogurte.

Almoço: peixe com batatas ao forno.

Café-da-tarde: cheese cake e chá verde.

Janta: salada de cenoura, brócolis, férvidos em molho de tomate.

Receitas culinárias atraentes e saudáveis

Cogumelos salteados e abobrinha

- 1 Lata de cogumelos pequena
- 1 Dente de alho
- ½ Cebola
- 1 Abobrinha
- Óleo de oliva
- Pimenta caiena

Cortar o alho em pedaços pequenos sem o centro. Cortar a cebola em brunoise e a abobrinha em cubos. Cortar os cogumelos pela metade. Esquentar o óleo de oliva na panela. Por o alho e a cebola até que fiquem marrons. Adicionar os cogumelos. Por último, adicionar a abobrinha e deixar cozinhar até ficar molho. Desligar o fogão e adicionar pimenta caiena.

Salada de agrião, melão, melancia e abacate

Quantidades necessárias de agrião, melancia, melão e abacate. Cortar as frutas em cubos, tirar as sementes, botar as frutas em uma taca. Adicionar o agrião e polvilhar suco de limão.

Capítulo 9

Vitaminas e minerais

Existe um grupo de vitaminas e minerais que devem estar dentro da dieta durante a menopausa/andropausa. Esses ajudam ao correto funcionamento do sistema endócrino, melhoram o humor e ajudam na prevenção de doenças associadas nesse período.

Vitaminas

- Vitamina C
- Vitamina E

A vitamina C ajuda na produção de estrogênios e a vitamina E funciona como antioxidante, ajuda na diminuição da sensação do calor intenso, controla a sudoração e a ansiedade que causa insônia.

Minerais

- **Cálcio** – a quantidade correta para as mulheres na menopausa e ao redor de 1.200 mg por dia para a prevenção da osteoporose.

Alimentos com vitamina C

- Caqui

- Alho
- Morango
- Cítrico
- Bagas de Acerola
- Groselha preta
- Kiwi
- Goiaba
- Pimentas
- Mamão
- Melão
- Amalaki
- Couve de Bruxelas

Alimentos com vitamina E

- Legumes verdes
- Frutos secos
- Óleo de gérmen de trigo, cártamo, milho, de soja e girassol
- Sementes

Alimentos com cálcio

- Lacticínios
- Frutos secos
- Legumes verdes
- Kiwi
- Morango
- Framboesas

- Brevas
- Figos
- Ameixas
- Limão
- Groselhas
- Mamão
- Peixe
- Camarão
- Tofu
- Sementes
- Ovos

Capítulo 10

Plantas medicinais

Plantas benéficas

Há plantas que são boas para esse período da vida. As plantas ajudam no tratamento das doenças associadas nesse estágio, no controle da função dos hormônios e no controles dos sintomas como a tristeza.

Plantas para a remoção de gorduras

- Ginseng
- Pimenta caiena
- Dente de leão
- Pimenta preta
- Cúrcuma
- Mostarda
- Canela
- Cardamomo
- Gengibre
- Cominho

Plantas para incrementar os hormônios

- Dente de leão
- Salsa

- Salsaparrilha
- Kelp
- Alfafa

Plantas para tratamento da tristeza

- Melissa
- Erva de São João
- Ginseng
- Valeriana
- Ylangylang
- Lavanda
- Camomila
- Papoula
- Estragon
- Sábio

Plantas para melhorar o sono

- Maracujá
- Linden
- Camomila
- Alecrim
- Hortclã
- Erva cidreira
- Lavanda
- Melissa
- Valeriana
- Ginseng

Plantas que fornecem energia

- Alecrim
- Aloe vera
- Erva mate
- Infusão de ginseng e canela
- Guaraná

Plantas para quando estiver sufocado (a)

- Trevo de paivo
- Sábio
- Cimicífuga
- Lúpulo

Plantas para os problemas da menstruação

- Chasteberry
- Prímula
- Bolsa de pastor
- Cimicífuga
- Chia

Capítulo 11

Suplementos naturais

Algumas empresas como Life, desenvolvem suplementos feitos com produtos naturais. Tem como vantagem fornecer os nutrientes necessários em um só produto. Aliás, a concentração dos componentes permite que não seja necessária a complementação desses nutrientes com outros alimentos.

Evo whey protein: essa é uma proteína do soro de leite concentrada, oferece energia e força, ajuda na formação manutenção de massa muscular. Também ativa o metabolismo e assim esse pode fazer suas funções.
Soy Protein Isolate 2.0: é uma proteína vegetal de soja de forma isolada. Ajuda no desenvolvimento do músculo, e melhora a execução dos exercícios físicos, permite fazer um melhor treinamento da força muscular, e ajuda a queimar mais calorias.
Vitamina D3 4000 IU: é um concentrado de vitamina D3 em pérolas. Fornece energia para os músculos, assim esses podem fazer melhor os exercícios físicos, o que é muito importante para a menopausa.
Ultra Omega-3: fornece Omega 3 (ácidos graxos). Ajuda no bom funcionamento do cérebro e mantém os níveis de colesterol no sangue controlados, ajuda também na visão.

Capítulo 12

Terapias alternativas

Esses tratamentos são uma opção natural e diferente da medicina tradicional que igualmente ajudam durante o controle dos sintomas da menopausa e andropausa.

Terapias comportamentais

- **Técnicas de exposição:** o paciente é confrontado com o fator que causa medo. Serve para combater fobias e ansiedade.

- **Dessensibilização sistemática:** é para combater a ansiedade gerando comportamentos que impedem sua ocorrência.

- **Reestruturação cognitiva:** os pensamentos do paciente são modificados para aliviar seus males psicológicos afastando-os.

Controle de estresse

- Terapia do riso
- Aromaterapia
- Infusões
- Meditação
- Yoga

- Crioterapia (usa o frio para estimular o corpo a liberar serotonina, endorfinas e dopamina)
- Presoterapia (usa a técnica de massagem de compressão de ar para descansar os membros)

Terapias de relaxamento

- **Respiração com o diafragma**
- **Meditação**
- **Imaginação guiada**
- **Mindfulness**

Controle da ansiedade

- **Aromaterapia**
- **Homeopatia**
- **Terapia do riso**
- **Flores de Bach**
- **Fitoterapia**

Controle da depressão

- **Suplementos alimentícios** (magnésio, vitamina B, gorduras de tipo Omega 3)
- **Terapia da luz** (o paciente tem que se expor ao sol)
- **Exercício físico**

Imagem do corpo

- Aceitar seu próprio corpo
- Fazer uma lista de aspectos positivos do seu corpo
- Estar com pessoas que o aceitem e respeitem
- Tratar ao seu corpo com respeito, começando com uma boa alimentação

Auto-estimação

- **Reiki**
- **Cromoterapia**
- **Aromaterapia**
- **Terapia do riso**
- **Terapia do abraço**

Terapia Ocupacional

É uma opção para manter a mente ocupada e curtindo se, é muito usada em casos onde a pessoa tem alguma limitante física ou cognitiva. Está orientada a melhorar as capacidades da pessoa para que possa voltar ao seu mundo social e laboral.

Referências por tópicos e capítulos

Tópico I. Diabetes

Capítulo 1. Definição

- https://www.who.int/es/news-room/fact-sheets/detail/diabetes
- https://kidshealth.org/es/kids/type1-esp.html

Capítulo 2. Causas mais freqüente

- https://www.niddk.nih.gov/health-information/informacion-de-la salud/diabetes/informacion-general/sintomas-causas
- http://www.diabetes.org/es/informacion-basica-de-la-diabetes/diabetes-gestacional/que-es-la-diabetes-gestacional.html
- http://www.cadime.es/es/noticia.cfm?iid=hiprglucemias-medicamentos#.XQFkk9IzaM8

Capítulo 3. Sintomas mais comuns

- https://es.wikipedia.org/wiki/Polidipsia
- https://www.msdmanuals.com/es/professional/trastornos-urogenitales/s%C3%ADntomas-de-los-trastornos-urogenitales/poliuria
- https://www.semiologiaclinica.com/index.php/articlecontainer/motivosdeconsulta/126-polifagia
- https://www.mayoclinic.org/es-es/diseases-conditions/itchy-skin/diagnosis-treatment/drc-20355010
- https://www.niddk.nih.gov/health-information/informacion-de-la-salud/diabetes/informacion-general/sintomas-causas

Capítulo 4. Doenças relacionadas com o mau controle

- https://www.mayoclinic.org/es-es/diseases-conditions/yeast-infection/symptoms-causes/syc-20378999

- https://cuidateplus.marca.com/enfermedades/urologicas/balanitis.html
- https://medlineplus.gov/spanish/ency/article/000521.htm
- http://www.diabetes.org/es/vivir-con-diabetes/complicaciones/complicaciones-en-la-piel.html
- http://www.diabetes.org/es/vivir-con-diabetes/tratamiento-y-cuidado/higiene-y-salud-bucal/la-diabetes-y-los-problemas-de-salud-bucal.html

Capítulo 5. Conseqüências, prevenção e recomendações naturais

- https://www.mayoclinic.org/es-es/diseases-conditions/peripheral-neuropathy/symptoms-causes/syc-20352061
- https://cuidateplus.marca.com/enfermedades/ginecologicas/disfuncion-sexual-femenina.html
- https://www.niddk.nih.gov/health-information/informacion-de-la-salud/enfermedades-urologicas/disfuncion-erectil/prevencion
- https://cuidateplus.marca.com/enfermedades/urologicas/impotencia-disfuncion-erectil.html
- http://www.kidneyfund.org/en-espanol/enfermedad-de-los-rinones/tipos/enfermedad-de-los-rinones-cronica.html
- http://www.revcardiologia.sld.cu/index.php/revcardiologia/article/view/566/723
- https://fundaciondelcorazon.com/informacion-para-pacientes/enfermedades-cardiovasculares/cardiopatia-isquemica.html
- https://medlineplus.gov/spanish/diabeticfoot.html
- https://medlineplus.gov/spanish/diabeticfoot.html
- http://www.hoy.com.ec/remedios-caseros-para-la-disfuncion-erectil/
- https://www.kidney.org/es/atoz/content/como-afecta-al-cuerpo-la-insuficiencia-renal
- https://holadoctor.com/es/%C3%A1lbum-de-fotos/10-remedios-naturales-para-el-coraz%C3%B3n
- https://mejorconsalud.com/preparar-5-remedios-naturales-las-ulceras-del-pie-diabetico/

Capítulo 6. Tratamentos

- https://es.familydoctor.org/medicamentos-orales-para-la-diabetes/
- http://cirugiavascularactual.blogspot.com/2007/08/pie-diabtico-clasificacin-etapificacin.html
- http://www.diabetes.org/es/vivir-con-diabetes/tratamiento-y-cuidado/transplantes/trasplante-de-pncreas.html

Capítulo 7. Atividade física

- https://www.elsevier.es/es-revista-avances-diabetologia-326-articulo-efecto-del-ejercicio-fisico-sobre-S1134323012000385
- https://www.elsevier.es/es-revista-endocrinologia-nutricion-12-articulo-impacto-actividad-fisica-sobre-el-S1575092210000525
- https://www.webconsultas.com/ejercicio-y-deporte/ejercicio-y-enfermedad/ejercicios-recomendados-en-personas-con-diabetes
- https://lopezdoriga.com/vida-y-estilo/diferencia-entre-flexibilidad-y-elasticidad/

Capítulo 8. Medidas dietéticas

- http://www.diabetes.org/es/alimentos-y-actividad-fisica/alimentos/que-voy-a-comer/comprension-de-los-carbohidratos/contar-carbohidratos.html
- https://www.dietistasnutricionistas.es/indice-glucemico-la-carga-glucemica/
- https://medlineplus.gov/spanish/ency/patientinstructions/000941.htm
- http://www.diabetes.org/es/alimentos-y-actividad-fisica/alimentos/que-voy-a-comer/consejos-de-comidas/lea-detenidamente-las-etiquetas.html
- https://www.mayoclinic.org/es-es/diseases-conditions/diabetes/in-depth/diabetes-diet/art-20044295
- https://www.fundaciondiabetes.org/general/articulo/169/la-alimentacion-en-la-diabetes-tipo-2--plan-semanal-de-alimentacion
- https://misrecetasparadiabeticos.com/ensaladas-diabeticos/

Capítulo 9. Vitaminas e minerais

- https://www.niddk.nih.gov/health-information/informacion-de-la-salud/diabetes/informacion-general/nutricion-alimentacion-actividad-fisica/conteo-carbohidratos
- http://diabetesdietas.com/diabetes-minerales-vitaminas-reducen-la-diabetes/

Capítulo 10. Plantas medicinais

- https://www.cuerpomente.com/salud-natural/tratamientos/8-plantas-y-suplementos-que-protegen-frente-a-la-diabetes_161
- https://mejorconsalud.com/7-hierbas-te-ayudan-tratar-la-diabetes-tipo-2/
- https://www.saludnutricionbienestar.com/berberina-planta-diabetes/
- https://holadoctor.com/es/%C3%A1lbum-de-fotos/10-hierbas-aliadas-contra-la-diabetes

Capítulo 11. Produtos para diabéticos recomendados

- http://fmdiabetes.org/marcas-avaladas/

Capítulo 12. Terapias alternativas no controle da diabetes

- https://cuidateplus.marca.com/medicamentos/2016/03/03/homeopatia-que-sirve-109987.html
- https://www.vix.com/es/imj/salud/2011/02/17/medicina-alternativa-para-la-diabetes
- https://www.significados.com/ozonoterapia/
- https://definicion.de/acupuntura/
- https://www.botanical-online.com/medicina-natural/flores-bach-diabetes

- http://www.redgdps.org/guia-de-diabetes-tipo-2-para-clinicos/6-educacion-terapeutica-en-diabetes-20180917
- http://diabeweb.com/blog/18/apoyo-psicologico-diabetes
- http://diabetesdietas.com/cuando-asistir-grupo-apoyo-la-diabetes/

Tópico II. Obesidade
Capítulo 1. Conceito

- https://www.healthychildren.org/Spanish/health-issues/conditions/obesity/Paginas/body-mass-index-formula.aspxhttps://obymed.es/tipos-de-obesidad/

Capítulo 2. Causas mais freqüente

- https://www.elconfidencial.com/alma-corazon-vida/2016-10-06/medicamentos-engordan_1270838/
- https://www.elsevier.es/es-revista-endocrinologia-nutricion-12-articulo-funcion-endocrina-obesidad-S1575092211002361
- https://www.mayoclinic.org/es-es/diseases-conditions/cushing-syndrome/symptoms-causes/syc-20351310
- https://www.sanitas.es/sanitas/seguros/es/particulares/biblioteca-de-salud/dieta-alimentacion/adelgazar-sobrepeso/hipotiroidismo-obesidad.html
- https://www.mayoclinic.org/es-es/diseases-conditions/male-hypogonadism/symptoms-causes/syc-20354881
- https://www.fesemi.org/informacion-pacientes/conozca-mejor-su-enfermedad/acromegalia-y-gigantismo
- https://www.intramed.net/contenidover.asp?contenidoid=94048
- http://obesidadinfantil.consumer.es/web/es/padres_obesos/1.php
- https://www.elsevier.es/es-revista-endocrinologia-nutricion-12-articulo-obesidad-adipogenesis-resistencia-insulina-S157509221100218X
- https://laboratoriosniam.com/la-estrecha-relacion-entre-sop-y-obesidad/

- https://www.mayoclinic.org/es-es/diseases-conditions/male-hypogonadism/symptoms-causes/syc-20354881

Capítulo 3. Sintomas mais comuns

- https://cuidateplus.marca.com/enfermedades/ginecologicas/amenorrea.html
- https://kidshealth.org/es/teens/acanthosis-esp.html
- https://portal.hospitalclinic.org/enfermedades/obesidad/sintomas
- https://www.mayoclinic.org/es-es/diseases-conditions/stretch-marks/symptoms-causes/syc-20351139

Capítulo 4. Doenças associadas

- https://www.cmed.es/actualidad/la-obesidad-y-sus-enfermedades-asociadas_306.html
- https://vitaliv.app/esta-relacionado-el-exceso-de-colesterol-con-el-exceso-de-peso/
- cielo.isciii.es/scielo.php?script=sci_arttext&pid=S1137-66272004000300006
- https://funcionales.es/obesidad-dietas-ricas-en-grasa-y-alteraciones-de-la-motilidad-intestinal
- http://www.ilsoeducacion.com/150-litiasis-vesicular-y-obesidad
- http://www.scielo.org.pe/scielo.php?script=sci_arttext&pid=S1025-55832017000200016
- https://cuidateplus.marca.com/enfermedades/digestivas/colon-irritable.html
- https://cuidateplus.marca.com/enfermedades/urologicas/litiasis-renal.html
- https://www.revistanefrologia.com/es-obesidad-enfermedad-renal-consecuencias-ocultas-articulo-S0211699517300553

Capítulo 5. Conseqüências

- https://medlineplus.gov/spanish/metabolicsyndrome.html

- https://www.sdpnoticias.com/estilo-de-vida/2015/11/22/hablemos-de-la-osteoartrosis-artrosis-o-enfermedad-articular-degenerativa
- https://mejorconsalud.com/6-consejos-para-eliminar-naturalmente-los-acrocordones/
- https://www.salud.mapfre.es/enfermedades/dermatologicas/que-son-y-como-tratar-los-acrocordones/
- ttps://www.mayoclinic.org/es-es/diseases-conditions/nonalcoholic-fatty-liver-disease/symptoms-causes/syc-20354567
- http://chemocare.com/es/chemotherapy/side-effects/Hiperuricemia.aspx
- https://www.webconsultas.com/salud-al-dia/esteatosis-hepatica/prevencion-de-la-esteatosis-hepatica
- https://www.mayoclinic.org/es-es/diseases-conditions/metabolic-syndrome/symptoms-causes/syc-20351916

Capítulo 6. Tratamentos

- https://medlineplus.gov/spanish/ency/patientinstructions/000346.htm
- https://www.laparoscopic.md/es/questions/cirugia-bariatrica/cuales-son-los-posibles-efectos-secundarios-de-la-cirugia-bariatrica
- https://cuidateplus.marca.com/belleza-y-piel/diccionario/lipoescultura.html
- https://www.clinicasobesitas.com/obesidad/cirugia-plastica-obesidad/
- https://www.hmhospitales.com/usuario-hm/apuntes-de-salud/cirugia-de-la-obesidad-(bariatrica)
- https://www.mayoclinic.org/es-es/tests-procedures/bariatric-surgery/about/pac-20394258

Capítulo 7. Atividade física

- www.bbc.com/mundo/noticias/2015/08/150807_salud_recomendaciones_ejercicio_personas_sobrepeso_ig
- https://www.clinicasobesitas.com/actualidad/ejercicio-fisico-adaptado-a-la-obesidad/

- https://pierdepesoencasa.com/ejercicios-para-obesos-morbidos-sedentarios-casa/

Capítulo 8. Medidas dietéticas

- https://www.elsevier.es/es-revista-offarm-4-articulo-dietas-hipocaloricas-13070732
- https://www.fundacionbengoa.org/informacion_nutricion/dietas-moda.asp
- https://www.mayoclinic.org/es-es/healthy-lifestyle/nutrition-and-healthy-eating/in-depth/glycemic-index-diet/art-20048478
- http://saludyalimentacion.consumer.es/obesidad/alimentos-aconsejados-permitidos-y-limitados
- https://encolombia.com/libreria-digital/lmedicina/obesidad-carta/obesicart-gc-capitulo14a/
- https://www.hogarmania.com/cocina/recetas/pescados-mariscos/201803/salmonetes-setas-tomates-39424.html

Capítulo 9. Vitaminas e Minerais

- https://myemail.constantcontact.com/LA-CARENCIA-DE-VITAMINAS-Y-MINERALES-INFLUYE-PARA-LA-OBESIDAD-EN-ADULTOS.html?soid=1116729122843&aid=eNYZOiXSYkc
- https://www.clinicabaviera.com/blog/mundo-bavieraconoce-que-alimentos-tienen-vitamina-a/
- https://www.eldiario.es/consumoclaro/comer/frutas-verduras-vitamina-C-naranjas_0_810869830.html
- https://www.crbard.com/vab-guide/El-Blog-de-BAV/VitaminaE-beneficios-y-alimentos
- https://www.hola.com/cocina/nutricion/200905228505/minerales/calcio/hierro/
- https://rpp.pe/lima/actualidad/fortalece-tus-huesos-con-alimentos-ricos-en-calcio-y-vitamina-d-noticia-633557

Capítulo 10. Plantas medicinais

- https://www.hogarmania.com/salud/salud-familiar/remedios-naturales/201610/plantas-medicinales-ayudan-quemar-grasa-33845.html
- https://mejorconsalud.com/11-mejores-plantas-para-bajar-de-peso/
- https://www.portalsalud.com/hierbas-para-la-resistencia-a-la-insulina_13125095/
- https://www.hogarmania.com/salud/salud-familiar/remedios-naturales/201610/plantas-medicinales-ayudan-quemar-grasa-33845.html
- https://www.salud180.com/salud-z/plantas-medicinales-contra-la-obesidad

Capítulo 11. Suplementos naturais

- https://as.com/deporteyvida/2017/06/20/portada/1497954710_295576.html
- https://imeoobesidad.com/blog/suplementos-dieteticos-perder-peso/

Capítulo 12. Terapias alternativas

- https://www.salud180.com/salud-dia-dia/5-terapias-para-controlar-el-estres
- https://www.lanacion.com.ar/ciencia/dos-terapias-permiten-corregir-una-imagen-corporal-distorsionada-nid1252757
- https://cuidateplus.marca.com/enfermedades/psiquiatricas/trastorno-por-atracon.html
- https://medlineplus.gov/spanish/ency/patientinstructions/000874.htm
- https://www.efe.com/efe/espana/gente/hedonismo-alimentario-el-placer-por-comer-productos-saludables/10007-2885261
- https://www.elsevier.com/es-es/connect/estudiantes-de-ciencias-de-la-salud/tecnicas-cognitivo-conductuales-para-afrontar-el-estres-de-los-examenes

- https://cuidateplus.marca.com/belleza-y-piel/diccionario/risoterapia.html
- https://cnnespanol.cnn.com/2017/10/17/8-claves-para-acabar-con-la-adiccion-a-los-carbohidratos/

Tópico III. Doenças da glândula Tireóide

Capítulo 1. Conceito

- https://medlineplus.gov/spanish/thyroiddiseases.html
- https://medlineplus.gov/spanish/hypothyroidism.html
- https://www.mayoclinic.org/es-es/diseases-conditions/hashimotos-disease/symptoms-causes/syc-20351855
- https://medlineplus.gov/spanish/hyperthyroidism.html
- https://medlineplus.gov/spanish/ency/article/001178.htm

Capítulo 2. Causas mais freqüente

- https://www.cuidatutiroides.com/t/hipotiroidismo_hereditarios/
- https://www.mayoclinic.org/es-es/diseases-conditions/hyperthyroidism/symptoms-causes/syc-20373659

Capítulo 3. Sintomas mais comuns

- https://www.mayoclinic.org/es-es/diseases-conditions/hypothyroidism/symptoms-causes/syc-20350284
- https://cuidateplus.marca.com/enfermedades/digestivas/hipertiroidismo.html
- https://www.mayoclinic.org/es-es/diseases-conditions/hashimotos-disease/symptoms-causes/syc-20351855
- https://www.mayoclinic.org/es-es/diseases-conditions/goiter/symptoms-causes/syc-20351829

Capítulo 4. Doenças associadas

- https://www.navarrozarza.com.mx/?p=420
- https://www.sanitas.es/sanitas/seguros/es/particulares/biblioteca-de-salud/prevencion-salud/tiroides-depresion.html
- https://www.mayoclinic.org/es-es/diseases-conditions/secondary-hypertension/symptoms-causes/syc-20350679
- https://www.mayoclinic.org/es-es/diseases-conditions/hypothyroidism/expert-answers/hypothyroidism/faq-20057789
- https://espanol.mercola.com/boletin-de-salud/muchos-sintomas-que-sugieren-una-tiroides-lenta.aspx

Capítulo 5. Conseqüências

- https://www.informajoven.org/info/salud/K_7_4.asp
- https://comerparavenceralcancer.com/2018/09/25/los-alimentos-basicos-para-vencer-al-cancer/
- https://www.cancer.org/es/cancer/cancer-de-tiroides/causas-riesgos-prevencion/prevencion.html
- https://www.elsevier.es/es-revista-revista-medica-clinica-las-condes-202-articulo-disfuncion-tiroidea-y-corazon-S0716864015000395
- https://www.cuerpomente.com/salud-natural/terapias-naturales/como-prevenir-tiroiditis_2181
- https://medlineplus.gov/spanish/ency/article/000683.htm
- https://mejorconsalud.com/bebidas-tratar-hipertiroidismo/
- https://www.tuasaude.com/es/remedios-caseros-para-el-hipotiroidismo/
- https://www.evafertilityclinics.es/novedades-inseminacion-artificial/tiroides-y-fertilidad-femenina/

Capítulo 6. Tratamentos

- https://www.hormone.org/pacientes-y-cuidadores/medicines-for-hypothyroidism
- https://www.cancer.org/es/cancer/cancer-de-tiroides/despues-del-tratamiento/cuidado-de-seguimiento.html
- https://medlineplus.gov/spanish/ency/article/002933.htm
- https://www.radiologyinfo.org/sp/info.cfm?pg=radioiodine
- https://www.cun.es/enfermedades-tratamientos/cuidados-casa/cuidados-tras-yodo-radiactivo
- https://www.barnaclinic.com/blog/cirugia-de-tiroides/cuidados-en-casa-cirugia-de-tiroides/
- https://www.cancer.org/es/cancer/cancer-de-tiroides/tratamiento/yodo-radioactivo.html
- https://www.barnaclinic.com/blog/cirugia-de-tiroides/complicaciones-frecuentes-cirugia-de-tiroides/
- https://medlineplus.gov/spanish/druginfo/meds/a682461-es.html

Capítulo 7. Atividade física

- http://scielo.sld.cu/scielo.php?script=sci_arttext&pid=S0864-03002017000300013
- https://www.portalsalud.com/ejercicio-afecta-produccion-info_7609/
- https://www.barnaclinic.com/blog/cirugia-de-tiroides/recuperacion-cirugia-tiroides-reposo/

Capítulo 8. Medidas dietéticas

- https://www.tuasaude.com/es/dieta-para-la-intolerancia-a-la-lactosa/

- https://www.aecat.net/consejos-practicos/terapiacon-yodo-radioactivo/dieta-baja-en-yodo-y-otras-recomendaciones/
- https://www.mayoclinic.org/es-es/diseases-conditions/lactose-intolerance/symptoms-causes/syc-20374232
- https://www.cuerpomente.com/alimentacion/dieta-terapeutica/recetas-equilibrar-tiroides-hormonas_1778
- https://belleza.trendencias.com/?utm_source=bebesymas&utm_medium=network&utm_campaign=favicons
- http://www.contigosalud.com/menu-para-hipotiroidismo
- https://positive.varilux.es/bienestar/intolerancia-gluten/
- https://shawellnessclinic.com/es/shamagazine/recomendaciones-nutricionales-para-hipotiroidismo-e-hipertiroidismo/

Capítulo 9. Vitaminas e minerais

- https://www.infobae.com/salud/2018/05/25/hipo-e-hipertiroidismo-cuales-son-los-seis-nutrientes-esenciales-para-su-buen-funcionamiento/
- https://www.alimente.elconfidencial.com/bienestar/2019-04-15/selenio-mineral-gran-poder-antioxidante_1867706/

Capítulo 10. Plantas medicinais

- https://www.promofarma.com/blog/salud-y-bienestar/4-plantas-para-aumentar-tus-defensas/
- https://www.revistaciencias.unam.mx/es/160-revistas/revista-ciencias-15/1411-%C2%BFplantas-que-producen-cancer.html
- https://es.wikipedia.org/wiki/Sustancias_t%C3%B3xicas_vegetales
- https://rolloid.net/7-hierbas-naturales-tratar-los-problemas-tiroides/
- http://www.consumer.es/web/es/alimentacion/aprender_a_comer_bien/enfermedad/2010/01/29/190795.php

Capitulo 11. Suplementos naturais

- https://laopinion.com/guia-de-compras/los-mejores-10-suplementos-para-el-cuidado-de-la-tiroides/

Capítulo 12. Terapias alternativas

- https://www.telesurtv.net/news/8-alternativas-para-disminuir-el-estres--20150922-0010.html
- https://www.telesurtv.net/news/8-alternativas-para-disminuir-el-estres--20150922-0010.html
- https://www.cuerpomente.com/blogs/come-limpio/ayuno-tipos-contraindicaciones_2542
- https://gabinetedepsicologia.com/tratamiento-de-la-tristeza-psicologos-madrid-tres-cantos

Tópico IV. Síndrome do Ovário Policístico

Capítulo 1. Conceito

- https://medlineplus.gov/spanish/ency/article/000369.htm
- https://kidshealth.org/es/teens/pcos-esp.html

Capítulo 2. Causas mais freqüente

- https://aesopspain.org/sop-y-hipotiroidismo/
- https://medlineplus.gov/spanish/ency/article/000348.htm
- https://www.msdmanuals.com/es/professional/trastornos-endocrinos-y-metab%C3%B3licos/trastornos-hipofisarios/gigantismo-y-acromegalia
- https://es.familydoctor.org/condicion/resistencia-la-insulina/
- https://kidshealth.org/es/teens/pcos-esp.html

- https://www.hormone.org/audiences/pacientes-y-cuidadores/preguntas-y-respuestas/2010/sindrome-de-ovario-poliquistico

Capítulo 3. Sintomas mais comuns

- https://kidshealth.org/es/teens/pcos-esp.html
- https://laboratoriosniam.com/la-estrecha-relacion-entre-sop-y-obesidad/
- https://www.infosalus.com/enfermedades/ginecologia/ovarios-poliquisticos/que-es-ovarios-poliquisticos-62.html

Capítulo 4. Doenças associadas

- http://www.scielo.br/scielo.php?pid=S0066-782X2010000500010&script=sci_arttext&tlng=es
- https://www.elsevier.es/es-revista-revista-medica-clinica-las-condes-202-articulo-sindrome-de-ovario-poliquistico-en-S0716864016300633
- https://www.crbard.com/vab-guide/Saber-mas/Palpacion-de-los-cambios-fibroquisticos-de-la-mama

Capítulo 5. Conseqüências ao longo prazo

- https://www.infosalus.com/asistencia/noticia-mujeres-sindrome-ovario-poliquistico-tienen-mayor-riesgo-sufrir-enfermedades-cardiovasculares-20100519142806.html
- http://cardiosalus.com/salud/reportajes/como-se-puede-prevenir-la-cardiopatia-isquemica.html
- https://www.cuerpomente.com/blogs/come-limpio/sindrome-ovarios-poliquisticos_1638
- https://www.organicfacts.net/remedios-caseros/sindrome-de-ovario-poliquistico.html?lang=es

- https://mejorconsalud.com/tratamiento-natural-para-el-sindrome-de-los-ovarios-poliquisticos/
- https://www.infosalus.com/salud-investigacion/noticia-mujeres-sindrome-ovario-poliquistico-tienen-doble-riesgo-ser-ingresadas-otros-trastornos-20150128094134.html

Capítulo 6. Tratamentos

- https://espanol.womenshealth.gov/a-z-topics/polycystic-ovary-syndrome
- https://medlineplus.gov/spanish/druginfo/meds/a699055-es.html
- https://www.breastcancer.org/es/tratamiento/cirugia/preventiva_ovarios/preventiva_ovarios/durante
- https://medlineplus.gov/spanish/assistedreproductivetechnology.html
- https://www.breastcancer.org/es/tratamiento/cirugia/preventiva_ovarios/riesgos

Capítulo 7. Atividade física

- https://www.fisiologiadelejercicio.com/sindrome-de-ovario-poliquistico-y-entrenamiento-fisico/
- https://www.adamedmujer.com/trastornos/ejercicio-fisico-para-mujeres-con-sindrome-de-ovarios-poliquisticos/

Capítulo 8. Medidas dietéticas

- https://youngwomenshealth.org/2006/05/15/nutricion-para-sopq/
- https://www.directoalpaladar.com/ingredientes-y-alimentos/las-mejores-recetas-con-nueces-de-directo-al-paladar
- https://laboratoriosniam.com/si-tienes-sop-estos-deliciosos-alimentos-seran-tus-mejores-amigos/

- https://www.elespanol.com/cocinillas/recetas/verduras/20150422/brocoli-gratinado-jamon-queso-huevo-receta-facil/1000111038898_30.html
- https://informalia.eleconomista.es/informalia/belleza/noticias/8578741/08/17/Toma-nota-estos-son-los-alimentos-para-combatir-el-acne-.html
- http://www.diabetes.org/es/alimentos-y-actividad-fisica/alimentos/que-voy-a-comer/comprension-de-los-carbohidratos/indice-glucemico-y-diabetes.html
- https://laboratoriosniam.com/si-tienes-sop-reduce-tus-niveles-de-testosterona-con-estos-5-alimentos/
- http://muysaludable.sanitas.es/nutricion/dietas-hipocaloricas-consisten/
- http://muysaludable.sanitas.es/nutricion/dietas-hipocaloricas-consisten/

Capítulo 9. Vitaminas e minerais

- https://www.facebook.com/AdiosQuistesDeOvario/photos/7-vitaminas-y-minerales-para-eliminar-el-sindrome-de-ovario-poliquisticovitamina/812927655559095/
- https://www.hsnstore.com/blog/colina-e-inositol/
- https://www.sabervivirtv.com/nutricion/alimentos-ricos-en-zinc-beneficios_1990/5
- https://www.zonadiet.com/nutricion/cromo.htm
- https://ods.od.nih.gov/factsheets/VitaminD-DatosEnEspanol/
- https://medlineplus.gov/spanish/ency/article/002404.htm
- https://www.oftalvist.es/blog/alimentos-ricos-vitamina-a-para-la-vista/

Capítulo 10. Plantas medicinais

- https://laboratoriosniam.com/si-tienes-sop-reduce-tus-niveles-de-testosterona-con-estos-5-alimentos/

- https://www.mujerhoy.com/vivir/madres/201810/08/plantas-aumentan-fertilidad-601178454434-ga.html
- https://culturacolectiva.com/estilo-de-vida/como-bajar-los-niveles-de-testosterona-si-eres-mujer
- https://www.montevideo.com.uy/Mujer/Plantas-medicinales-para-regularizar-la-menstruacion-uc322492
- https://www.enbuenasmanos.com/tratamientos-para-la-resistencia-a-la-insulina

Capitulo 11. Suplementos naturais

- https://www.amazon.es/NIAM-S-Ovario-Poliqu%C3%ADstico-C%C3%A1psulas/dp/B01EHSNIW2/ref=pd_lpo_sbs_121_t_0/260-3033207-7492715?_encoding=UTF8&psc=1&refRID=M6DQXEH1DAE2SR16TDYY
- https://www.guiadesuplementos.es/melatonina/
- https://miriamginecologia.com/blog/sindrome-de-ovarios-poliquisticos-parte-iv/
- https://www.guiadesuplementos.es/acido-folico/

Capítulo 12. Terapias alternativas

- https://www.eluniversal.com.co/blogs/entendiendo-la-piel-con-wilmar-polo/terapias-alternativas-y-complementarias-en-tratamientos-cutaneos
- https://www.todopapas.com/fertilidad/fertilidad-en-la-mujer/fertilidad-acupuntura-y-otras-terapias-alternativas-5615
- https://www.vix.com/es/imj/salud/5334/las-mejores-terapias-alternativas-para-bajar-de-peso
- https://mejorconsalud.com/tratamiento-natural-para-el-exceso-de-vello/
- https://es.wikipedia.org/wiki/Fitoterapia

- https://www.hedonai.com/tratamientos-faciales/acne/
- https://www.hablandodehomeopatia.com/como-tratar-el-acne-con-medicamentos-homeopaticos/

Tópico V. Andropausa e Menopausa

Capítulo 1. Conceito

- https://definicion.de/climaterio/
- https://cuidateplus.marca.com/sexualidad/diccionario/menopausia.html
- http://www.scielo.org.bo/scielo.php?script=sci_arttext&pid=S1012-29662006000200011
- https://www.msdmanuals.com/es/hogar/salud-femenina/trastornos-menstruales-y-sangrados-vaginales-an%C3%B3malos/menopausia-prematura
- https://www.clinicalascondes.cl/BLOG/Listado/Ginecologia/Climaterio-y-Menopausia

Capítulo 2. Causas mais freqüente

- https://espanol.womenshealth.gov/menopause/early-or-premature-menopause

Capítulo 3. Sintomas mais comuns

- https://www.salud.mapfre.es/salud-familiar/hombre/recomendaciones/menopausia-masculina/
- http://www.davila.cl/menopausia-y-climaterio-sintomas-y-tratamiento/

Capítulo 4. Doenças associadas

- http://scielo.isciii.es/scielo.php?script=sci_arttext&pid=S0212-16112006000900001

- https://www.mayoclinic.org/es-es/diseases-conditions/high-blood-pressure/expert-answers/menopause-and-high-blood-pressure/faq-20058406
- https://www.sabervivir.es/familia-saludable/mujer/vigila-mas-tu-tiroides-en-la-menopausia
- https://www.msdmanuals.com/es/hogar/trastornos-hormonales-y-metab%C3%B3licos/trastornos-relacionados-con-el-colesterol/dislipidemia-dislipemia
- https://www.drfcarmona.com/menopausia/enfermedades-asociadas-la-menopausia/

Capítulo 5. Conseqüências

- https://fundaciondelcorazon.com/ejercicio/ejercicio-fisico/3175-cardiopatia-isquemica.html
- https://www.cuerpomente.com/salud-natural/consultorio/regenerar-masa-osea-osteoporosis-forma-natural_2792
- https://mifarmaciaespana.com/tratamientos-naturales-para-la-disfuncion-erectil-una-solucion-efectiva-y-saludable/

Capítulo 6. Tratamentos

- https://www.vademecum.es/enfermedad-menopausia+(climaterio+femenino)_424_3
- https://www.clinicalascondes.cl/NOTICIAS/Andropausia,-el-bajon-hormonal-de-los-hombres
- https://cuidateplus.marca.com/belleza-y-piel/medicina-estetica/2018/11/16/consecuencias-implantes-pelo-realizados-turquia-168131.html
- https://www.20minutos.es/noticia/565418/0/cirugia/vaginal/riesgos/
- https://espanol.womenshealth.gov/menopause/menopause-treatment
- tps://www.todopapas.com/medicamentos/hormonas/progyluton

- https://www.webconsultas.com/belleza-y-bienestar/tratamientos-esteticos/que-es-la-c
- https://vilarovira.com/cirugia-genital-masculina/
- https://medlineplus.gov/spanish/druginfo/meds/a601041-es.html
- https://www.diariofemenino.com/articulos/salud/menopausia/cirugia-estetica-durante-la-etapa-de-la-menopausia/

Capítulo 7. Atividade física

- https://www.webconsultas.com/ejercicio-y-deporte/ejercicio-en-las-etapas-de-la-vida/ejercicios-apropiados-en-la-menopausia-1937
- https://www.webconsultas.com/ejercicio-y-deporte/ejercicio-en-las-etapas-de-la-vida/ejercicio-en-la-menopausia-1935
- https://www.webconsultas.com/ejercicio-y-deporte/ejercicio-en-las-etapas-de-la-vida/beneficios-del-ejercicio-en-la-menopausia-193

Capítulo 8. Medidas dietéticas

- https://cuidateplus.marca.com/sexualidad/diccionario/afrodisiacos.html
- https://www.dietacoherente.com/recetas-para-la-menopausia-ensaladas-potajes/
- https://sevilla.abc.es/gurme/las-mejores-recetas/10-recetas-con-calabacin/
- https://holadoctor.com/es/%C3%A1lbum-de-fotos/el-mejor-men%C3%BA-durante-la-menopausia-ayuda-a-evitar-la-suba-de-peso-y-el-estr%C3%A9s
- https://contenidos.bupasalud.com/salud-bienestar/vida-bupa/alimentaci%C3%B3n-saludable
- https://www.miqueridamenopausia.com/que-son-las-fitohormonas/
- https://www.huercasa.com/es/blog/alimentos-antioxidantes
- https://www.directoalpaladar.com/salud/como-aprovechar-mejor-los-nutrientes-en-la-cocina

- https://mifarmaciaespana.com/conoce-los-afrodisiacos-naturales-mas-efectivos-y-disfruta-de-tu-sexualidad/

Capítulo 9. Vitaminas e minerais

- https://www.hola.com/estar-bien/20180831128919/vitaminas-y-minerales-en-la-menopausia-cs/
- https://www.miarevista.es/salud/fotos/7-alimentos-con-un-plus-de-vitamina-c/vitamina-c-1
- https://www.danone.es/es/salud/tendencias/alimentos-calcio-no-lacteos.html
- https://www.globalhealingcenter.net/salud-natural/alimentos-vitamina-c.html
- https://medlineplus.gov/spanish/ency/article/002406.htm
- https://laopinion.com/guia-de-compras/3-vitaminas-y-minerales-que-necesitas-consumir-durante-la-menopausia-para-fortalecer-tu-salud/

Capítulo 10. Plantas medicinais

- https://articulos.mercola.com/sitios/articulos/archivo/2014/11/08/hierbas-y-especias-para-bajar-de-peso.aspx
- https://www.eldinamo.cl/ambiente/2016/05/09/plantas-hierbas-combatir-estres-depresion/
- https://www.autocrecimiento.com/salud/plantas-medicinales-trastornos-menstruales/
- https://www.cuerpomente.com/salud-natural/tratamientos/sofocos-remedios-naturales_2133
- https://holadoctor.com/es/%C3%A1lbum-de-fotos/los-10-mejores-t%C3%A9s-para-dormir-bien
- https://mejorconsalud.com/hierbas-medicinales-que-nos-aportan-energia/
- https://www.promofarma.com/blog/salud-y-bienestar/descubre-las-5-plantas-que-equilibran-tus-hormonas/

Capitulo 11. Suplementos naturais

- https://www.hsnstore.com/blog/menopausia-suplementos-naturales/

Capítulo 12. Terapias alternativas

- https://www.subz3ro.mx/7-terapias-alternativas-disminuir-estres/
- https://www.mindalia.com/noticias/terapias-alternativas-bienestar-salud-naturales/
- https://neurorhb.com/blog-dano-cerebral/que-es-la-terapia-ocupacional/
- https://www.diariofemenino.com/articulos/psicologia/ansiedad/terapias-alternativas-para-combatir-la-ansiedad/
- http://www.f-ima.org/es/factores-de-proteccion-para-la-prevencion/imagen-corporal
- https://articulos.mercola.com/sitios/articulos/archivo/2017/11/16/tratamientos-alternativos-para-la-depresion.aspx
- https://psicologiaymente.com/vida/tecnicas-relajacion-combatir-estres
- https://psicologiaymente.com/clinica/tecnicas-cognitivo-conductuales

O Autor

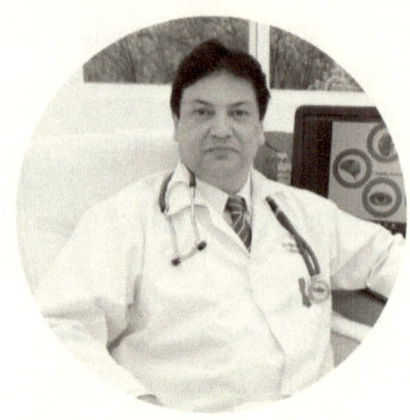

Dr. Mario Vega Carbó
Endocrinologista

* Medico cubano, graduação no ano 1994.
* Especialização em Endocrinologia e Medicina da Família.
* Mestre em Longevidade e Ultrassonografia.
* Professor de Fisiopatologia Médica.
* Amante de fazer o bem, da família e da natureza.

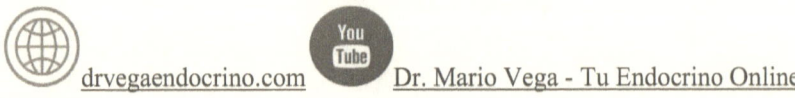

drvegaendocrino.com   Dr. Mario Vega - Tu Endocrino Online

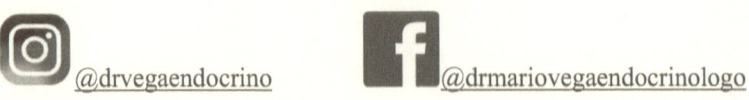

@drvegaendocrino   @drmariovegaendocrinologo

www.ingramcontent.com/pod-product-compliance
Lightning Source LLC
Chambersburg PA
CBHW030621220526
45463CB00004B/1371